CCU エキスパート看護マニュアル

榊原記念病院看護部長 三浦稚郁子【編著】

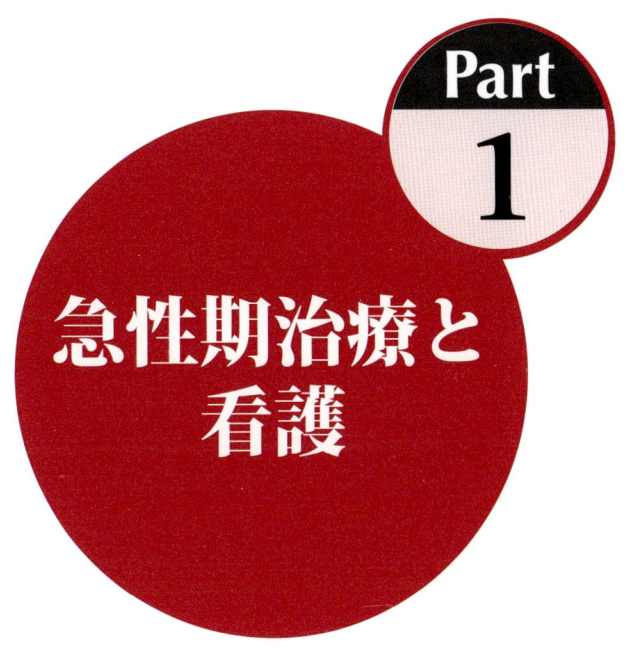

Part 1

急性期治療と看護

中外医学社

● **執筆者**（執筆順）

三浦稚郁子	榊原記念病院看護部長
村上富美恵	榊原記念病院主任看護師
畠山明子	元榊原記念病院副看護師長
小池洋子	榊原記念病院副看護師長
山下美由紀	榊原記念病院副看護師長

序

　榊原記念病院は，心臓外科のパイオニアの一人である故榊原仟東京女子医科大学教授が，一人でも多くの心臓病患者を救うことと，循環器医療に携わる医師や看護師の教育のために日本心臓血圧研究振興会に附属する循環器専門の臨床研究施設として，1977年11月に設立しました．病院設立当初は，ICUに附属した設備としてCCU（coronary care unit）4床を稼働させ，1984年に独立した10床のCCUになりました．

　当初のCCUは，その用語の意味のとおり，冠動脈疾患患者を収容して治療と看護を行っていましたが，循環器治療の進歩と変遷とともに，その機能や役割も変化してきました．たとえば，1980年代は，通常の経皮経管的冠動脈形成術であるPOBAが主流でしたが，1990年代に冠動脈ステントに移り，同時にDCAやロータブレーターなどの新たな冠動脈形成術が開発され，そして，循環補助の内科的システムとして，経皮的人工心肺システムPCPSが導入されました．それにより，左冠動脈主幹部やLAD近位部に対するPTCAの治療適応が拡大し，身体侵襲の大きい外科的治療から侵襲の少ない内科的治療へとシフトし，重症循環不全患者の急性期の救命率も格段に進歩したような印象があります．とくに，1980年～1990年代は日本の高度成長期の真最中であり，日本の食事が欧米化するとともに，肥満や高脂血症を生み，その結果，虚血性心疾患の罹患患者の増大と若年化傾向があったため，CCUの果たした役割は大きいと思います．

　また，CCUの設備も大きく様変わりしました．心電図モニターは，単に心電図をモニターするものではなく，数多くの身体所見をモニターすることができるようになり，それら刻々と変化するデジタル数値をあらゆる方法でトレンドすることができるようになりました．また，人工呼吸器や補助循環装置は，小型化されつつ高性能のコンピュータを内蔵した機械に変化していきました．CCUで働く看護師は，患者の身体を，自分の手で触れ，目で見て，耳で聞いて観察するだけではなく，生体モニター画面や，人工呼吸器，補助循環装置のデジタル画面をみて，そこに表示される数値も管理しなくてはならなくなりました．その結果，機械の取り扱いやデータのアセスメントに苦手意識をもつ看護師は，CCUやICUにあるモニターやME機器をみただけで，圧倒されてしまうのではないでしょうか．

　本書は，そんな看護師のために，CCUに入室する患者の代表的な疾患の治療と看護，それぞれの循環管理の実際を図や写真を用いてわかりやすく解説し，そして，CCUナース育成のために必要なチェックリストを紹介することを目的に作成しました．執筆は，榊原記念病院のCCU・ICUで働くSRN（Sakakibara Registered Nurse）が行いました．担当したSRNは，自分の持っている技術と知識を出し惜しみすることなく執筆しましたので，足掛け4年の歳月をかけ，大変多くのボリュームになってしまいましたが，中外医学社の宮崎氏のご尽力により，3分冊にして，発刊することができました．深く感謝いたします．本書が，循環器の急性期に対する苦手意識を克服することに役立つことを祈念しています．

2011年3月

榊原記念病院　三浦稚郁子

目 次

1 CCUとは 〈三浦稚郁子〉 1

- A．CCUの目的 …………………………………… 1
- B．CCUの施設基準 ……………………………… 1
- C．CCUの構造とケアのための設備 …………… 3
- D．CCU適応疾患 ………………………………… 4
- E．CCU入室までの流れ ………………………… 7
- F．患者入室時のチーム医療 …………………… 7
- G．CCU看護師の役割 …………………………… 8

2 虚血性心疾患 9

1 急性冠症候群とは 〈村上富美恵〉 9

- A．虚血性心疾患とは …………………………… 9
  - 1．冠動脈とは ………………………………… 9
  - 2．刺激伝導系とは …………………………… 11
- B．急性冠症候群とは …………………………… 12
  - 1．急性冠症候群の定義 ……………………… 12
  - 2．急性冠症候群の治療アルゴリズム ……… 13

2 急性心筋梗塞の治療と看護 〈村上富美恵〉 15

- A．急性心筋梗塞の定義と分類 ………………… 15
  - 1．梗塞部位による分類 ……………………… 15
  - 2．筋層内範囲による分類 …………………… 17
- B．心筋梗塞の急性期における合併症 ………… 18
  - 1．心不全 ……………………………………… 19
  - 2．重症不整脈 ………………………………… 20
  - 3．心原性ショック …………………………… 20
  - 4．心筋破裂 …………………………………… 20
  - 5．右室梗塞 …………………………………… 20
  - 6．心膜炎 ……………………………………… 21
  - 7．心室瘤 ……………………………………… 21
- C．心筋梗塞の所見 ……………………………… 21

　　　　1．自覚症状･･･21
　　　　2．身体所見･･･22
　　　　3．検査所見･･･22
　　　　4．心臓超音波検査･････････････････････････････････････24
　　　　5．胸部X線写真･･････････････････････････････････････25
　　　　6．核医学検査･･･25
　　　　7．冠動脈造影検査･････････････････････････････････････25
　　D．鑑別診断･･25
　　　　1．大動脈解離･･･25
　　　　2．急性肺塞栓･･･25
　　　　3．急性心膜炎･･･26
　　　　4．急性心筋炎･･･26
　　　　5．気　胸･･･26
　　　　6．胃潰瘍・逆流性食道炎・食道スパズム･･･････････････26
　　　　7．胆　石･･･26
　　　　8．帯状疱疹･･･26
　　　　9．過換気症候群･･･････････････････････････････････････26
　　E．急性心筋梗塞の治療･･････････････････････････････････････27
　　　　1．初期治療･･･27
　　　　2．再灌流療法･･･27
　　　　3．合併症管理･･･29
　　F．看護の実際･･29
　　　　症例提示･･29
　　　　1．看護過程の展開･････････････････････････････････････31
　　　　2．看護の結果･･･32

3 不安定狭心症の治療と看護　〈畠山明子〉　35

　　A．狭心症の分類･･35
　　B．症　状･･35
　　C．検　査･･39
　　　　1．標準12誘導心電図･･････････････････････････････････39
　　　　2．血液検査･･･39
　　　　3．心エコー･･･39
　　　　4．胸部X線･･39
　　　　5．冠動脈CT･･･39
　　　　6．運動負荷心電図･････････････････････････････････････40
　　　　7．24時間心電図（ホルター心電図）････････････････････40
　　　　8．核医学検査･･･40

         9．心臓カテーテル検査……………………………40
    D．治　療……………………………………………41
         1．安定化のための治療……………………………41
         2．侵襲的治療………………………………………41
    E．看護の実際………………………………………43
       症例提示………………………………………………43
         1．看護過程の展開…………………………………44
         2．看護の結果………………………………………46

4 冠動脈カテーテル治療と看護　〈畠山明子〉　47

    A．冠動脈カテーテル治療とは……………………47
         1．方　法……………………………………………48
    B．冠動脈カテーテルの合併症……………………50
    C．治療前後の看護…………………………………50
    D．看護の実際………………………………………52
       症例提示………………………………………………52
         1．冠動脈カテーテル治療施行前…………………52
         2．冠動脈カテーテル治療施行後…………………53

5 外科的治療と看護　〈小池洋子〉　55

    A．虚血性心疾患の外科的治療……………………55
         1．適　応……………………………………………55
         2．手術の方法とグラフト血管の種類……………55
    B．術後合併症………………………………………56
         1．術中の影響で起きる合併症……………………58
         2．術後の影響で起きる合併症……………………59
    C．看護の実際………………………………………59
       症例提示………………………………………………59
         1．術前看護の実際…………………………………60
         2．術後看護の実際…………………………………62

3 大動脈疾患　66

1 急性大動脈解離の治療と看護　〈小池洋子〉　66

    A．定　義……………………………………………66
    B．病態生理…………………………………………66
    C．分　類……………………………………………67
    D．合併症と症状……………………………………67

E．鑑別診断 …………………………………………………………………………68
　　F．治療と手術適応 …………………………………………………………………69
　　　　1．治療方法 ……………………………………………………………………69
　　　　2．手術適応となる主な症状 …………………………………………………70
　　G．看護の実際 ………………………………………………………………………70
　　　症例提示 ………………………………………………………………………………70
　　　　1．看護の実際 …………………………………………………………………71
　　　　2．看護の経過 …………………………………………………………………72
　　　症例提示 ………………………………………………………………………………73
　　　　1．術後看護の実際 ……………………………………………………………73
　　　　2．看護の経過 …………………………………………………………………75

2　腹部大動脈瘤破裂の治療と看護　〈小池洋子〉　77

　　A．定　義 ……………………………………………………………………………77
　　B．分　類 ……………………………………………………………………………78
　　C．鑑別診断 …………………………………………………………………………78
　　D．症　状 ……………………………………………………………………………78
　　E．治　療 ……………………………………………………………………………78
　　F．合併症 ……………………………………………………………………………79
　　G．看護の実際 ………………………………………………………………………79
　　　症例提示 ………………………………………………………………………………79
　　　　1．緊急手術前アセスメント …………………………………………………80
　　　　2．手術後アセスメント ………………………………………………………80

4　急性左心不全　〈山下美由紀〉　84

　　A．急性左心不全の定義 ……………………………………………………………84
　　B．急性左心不全の原因と増悪因子 ………………………………………………86
　　C．急性左心不全の病態生理 ………………………………………………………86
　　　　1．心機能規定因子 ……………………………………………………………87
　　　　2．病態生理 ……………………………………………………………………88
　　D．急性左心不全の症状と所見 ……………………………………………………89
　　　　1．自覚症状 ……………………………………………………………………89
　　　　2．身体所見 ……………………………………………………………………89
　　　　3．検査所見 ……………………………………………………………………90
　　E．急性左心不全の原因と要因検索 ………………………………………………93
　　　　1．12誘導心電図検査 …………………………………………………………93
　　　　2．心臓超音波検査 ……………………………………………………………93

3．血液検査⋯⋯⋯⋯⋯⋯⋯⋯⋯⋯⋯⋯⋯⋯⋯⋯⋯⋯⋯⋯⋯⋯⋯⋯⋯⋯⋯⋯⋯⋯⋯⋯⋯94
F．鑑別診断⋯⋯⋯⋯⋯⋯⋯⋯⋯⋯⋯⋯⋯⋯⋯⋯⋯⋯⋯⋯⋯⋯⋯⋯⋯⋯⋯⋯⋯⋯⋯⋯⋯⋯94
　　1．急性呼吸不全⋯⋯⋯⋯⋯⋯⋯⋯⋯⋯⋯⋯⋯⋯⋯⋯⋯⋯⋯⋯⋯⋯⋯⋯⋯⋯⋯⋯⋯94
　　2．腎不全に伴う呼吸困難⋯⋯⋯⋯⋯⋯⋯⋯⋯⋯⋯⋯⋯⋯⋯⋯⋯⋯⋯⋯⋯⋯⋯⋯⋯95
　　3．肺血栓塞栓症⋯⋯⋯⋯⋯⋯⋯⋯⋯⋯⋯⋯⋯⋯⋯⋯⋯⋯⋯⋯⋯⋯⋯⋯⋯⋯⋯⋯⋯95
G．急性期治療⋯⋯⋯⋯⋯⋯⋯⋯⋯⋯⋯⋯⋯⋯⋯⋯⋯⋯⋯⋯⋯⋯⋯⋯⋯⋯⋯⋯⋯⋯⋯96
　　1．初期治療⋯⋯⋯⋯⋯⋯⋯⋯⋯⋯⋯⋯⋯⋯⋯⋯⋯⋯⋯⋯⋯⋯⋯⋯⋯⋯⋯⋯⋯⋯96
　　2．初期治療終了後からの治療⋯⋯⋯⋯⋯⋯⋯⋯⋯⋯⋯⋯⋯⋯⋯⋯⋯⋯⋯⋯⋯⋯100
H．治療における看護アセスメント⋯⋯⋯⋯⋯⋯⋯⋯⋯⋯⋯⋯⋯⋯⋯⋯⋯⋯⋯⋯⋯101
I．急性左心不全における看護の実際⋯⋯⋯⋯⋯⋯⋯⋯⋯⋯⋯⋯⋯⋯⋯⋯⋯⋯⋯⋯103
　　症例提示⋯⋯⋯⋯⋯⋯⋯⋯⋯⋯⋯⋯⋯⋯⋯⋯⋯⋯⋯⋯⋯⋯⋯⋯⋯⋯⋯⋯⋯⋯⋯103
　　1．看護過程の展開⋯⋯⋯⋯⋯⋯⋯⋯⋯⋯⋯⋯⋯⋯⋯⋯⋯⋯⋯⋯⋯⋯⋯⋯⋯⋯⋯104
　　2．結　果⋯⋯⋯⋯⋯⋯⋯⋯⋯⋯⋯⋯⋯⋯⋯⋯⋯⋯⋯⋯⋯⋯⋯⋯⋯⋯⋯⋯⋯⋯⋯105

5　重症不整脈　〈三浦稚郁子〉107

A．不整脈の種類⋯⋯⋯⋯⋯⋯⋯⋯⋯⋯⋯⋯⋯⋯⋯⋯⋯⋯⋯⋯⋯⋯⋯⋯⋯⋯⋯⋯⋯107
B．重症不整脈の特徴⋯⋯⋯⋯⋯⋯⋯⋯⋯⋯⋯⋯⋯⋯⋯⋯⋯⋯⋯⋯⋯⋯⋯⋯⋯⋯⋯107
　　1．高度房室ブロック⋯⋯⋯⋯⋯⋯⋯⋯⋯⋯⋯⋯⋯⋯⋯⋯⋯⋯⋯⋯⋯⋯⋯⋯⋯⋯107
　　2．Ⅲ度房室ブロック⋯⋯⋯⋯⋯⋯⋯⋯⋯⋯⋯⋯⋯⋯⋯⋯⋯⋯⋯⋯⋯⋯⋯⋯⋯⋯109
　　3．洞停止⋯⋯⋯⋯⋯⋯⋯⋯⋯⋯⋯⋯⋯⋯⋯⋯⋯⋯⋯⋯⋯⋯⋯⋯⋯⋯⋯⋯⋯⋯109
　　4．心室性頻拍⋯⋯⋯⋯⋯⋯⋯⋯⋯⋯⋯⋯⋯⋯⋯⋯⋯⋯⋯⋯⋯⋯⋯⋯⋯⋯⋯⋯110
　　5．心室細動⋯⋯⋯⋯⋯⋯⋯⋯⋯⋯⋯⋯⋯⋯⋯⋯⋯⋯⋯⋯⋯⋯⋯⋯⋯⋯⋯⋯⋯115
C．重症不整脈出現時の対処法と看護のポイント⋯⋯⋯⋯⋯⋯⋯⋯⋯⋯⋯⋯⋯⋯⋯116
　　1．徐脈性不整脈⋯⋯⋯⋯⋯⋯⋯⋯⋯⋯⋯⋯⋯⋯⋯⋯⋯⋯⋯⋯⋯⋯⋯⋯⋯⋯⋯116
　　2．頻脈性不整脈⋯⋯⋯⋯⋯⋯⋯⋯⋯⋯⋯⋯⋯⋯⋯⋯⋯⋯⋯⋯⋯⋯⋯⋯⋯⋯⋯117

索　引⋯⋯⋯⋯⋯⋯⋯⋯⋯⋯⋯⋯⋯⋯⋯⋯⋯⋯⋯⋯⋯⋯⋯⋯⋯⋯⋯⋯⋯⋯⋯⋯⋯⋯⋯⋯121

1 CCU とは

　CCU とは Coronary Care Unit の略であり，開設当初は，急性心筋梗塞の発症初期に起こる心室細動などの重症不整脈による死亡を回避するために組織された．しかし，近年の目覚ましい自動体外式除細動器 automated external defibrillator（AED）の普及により，病院到着前の重症不整脈による心肺停止状態に対して，発見者が一次救命蘇生 basic life support（BLS）を行うことが可能となり，病院到着前死亡は減少しつつある．

　また，CCU ネットワークの整備と救急救命士の活躍により，循環器疾患で急性病態となった患者の急性症状を的確にアセスメントし，症状や病態に応じて，適切な病院へ速やかに搬送されるようになった．同時に循環器医療も急速な進歩をとげ，高齢者や，以前は救命しえなかった循環器の重症患者に対しても侵襲的な治療を積極的に行い，さらに新しいデバイスによる冠動脈治療や大動脈疾患治療も増加しつつある．そのような循環器医療の変化に伴い，CCU の役割も拡大し，その適応は冠動脈疾患から循環器疾患全体へと拡大し，機能も複雑化している．したがって，CCU では，循環器医療に対する高度な知識と技術をもった医療チームが，先進的で侵襲的な治療を集中的に実施するとともに，24 時間体制で患者の循環動態や心電図モニターを観察でき，重篤な合併症の予防と早期発見ができるような人員と設備が必要である．

A　CCU の目的

　CCU には，急性症状のなかで，胸痛，呼吸障害，意識障害，めまいなどのさまざま症状により循環不全兆候がある患者が搬送される．そのような患者に対して，迅速に確定診断を行い，適切な治療選択を行うことにより，速やかに病態を安定させ，さらに重篤化を回避することを目的としている．そのために，必要な設備を装備し，治療と看護が効率的に実施できるような構造となっている．

B　CCU の施設基準

　CCU は，特定集中治療室管理料を申請しており，専任の医師が 24 時間体制で常時勤務している．看護師は患者 2 名に対して常時 1 名を配置，1 床あたり 15 m^2 以上のスペースを確保

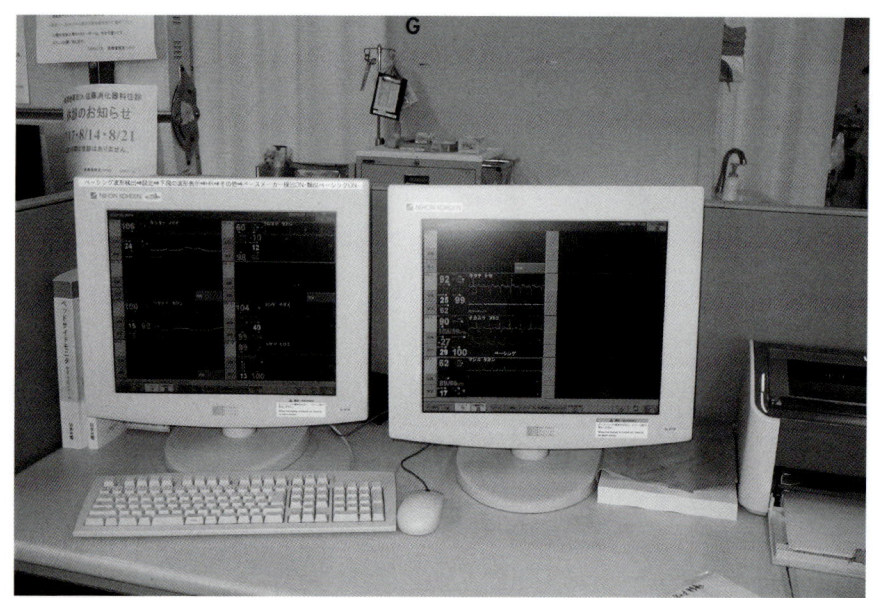

図 1-1 セントラルモニター

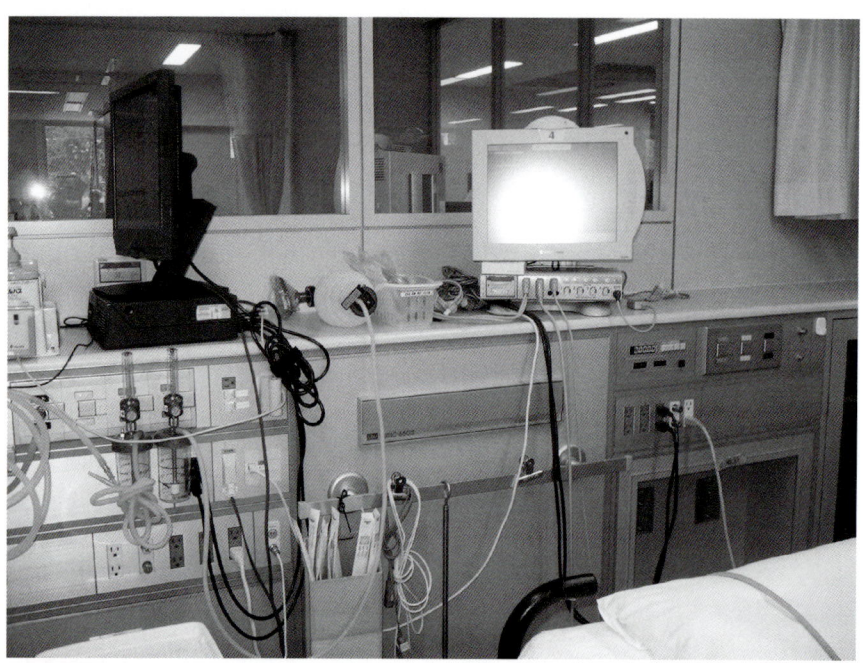

図 1-2a ベッドサイドモニター

しており，以下のような設備や機器を整備している．
- 集中治療ベッド
- セントラルモニター（図 1-1）
- ベッドサイドモニター（図 1-2a）

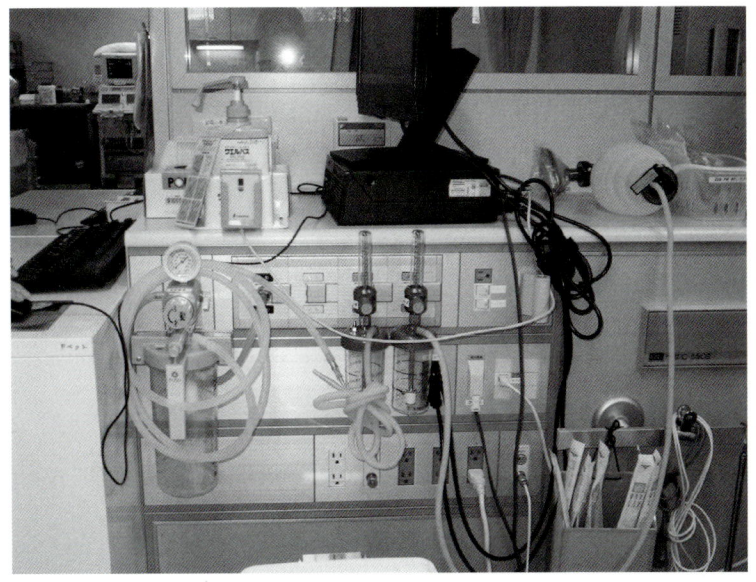

図 1-2b 配管

- 酸素，吸引，窒素配管（図1-2b）
- 人工透析のための配管
- ポータブルX線撮影器
- 血液ガス分析器
- 人工呼吸器
- 補助循環装置

C　CCUの構造とケアのための設備

　榊原記念病院のCCUは12床からなり，その構造は，12床すべてを集中管理するのではなく，4床を1つのゾーンとしてまとめ，4床を集中管理するような配置としている（図1-3）．つまり，看護師2名が，AやBを拠点として活動し，それぞれ4床の患者をケアする．4床毎に包交車や薬品カートを配置し（図1-4），各ベッドのカウンター下には，日常生活援助に必要な物品を常備しており（図1-5），看護師のケア動線が最小限となるようにしている．また，常に救急患者に迅速に対応できるように，救急患者用ベッドを必ず1床確保し，スタンバイしている．

- 包交車：CCUで日常的に行われる処置や緊急時や急変時に行われる治療に対応できるような物品を常備している．
- 薬品カート：CCUに日常的に使用される薬品を常備するとともに，救急患者入室時の処置に必要なものをセット化して常備している（図1-6）．
- 各ベッドサイドの収納：日常生活援助に必要な物品や，酸素療法，吸引などに必要な物品などを常備している（図1-5）．

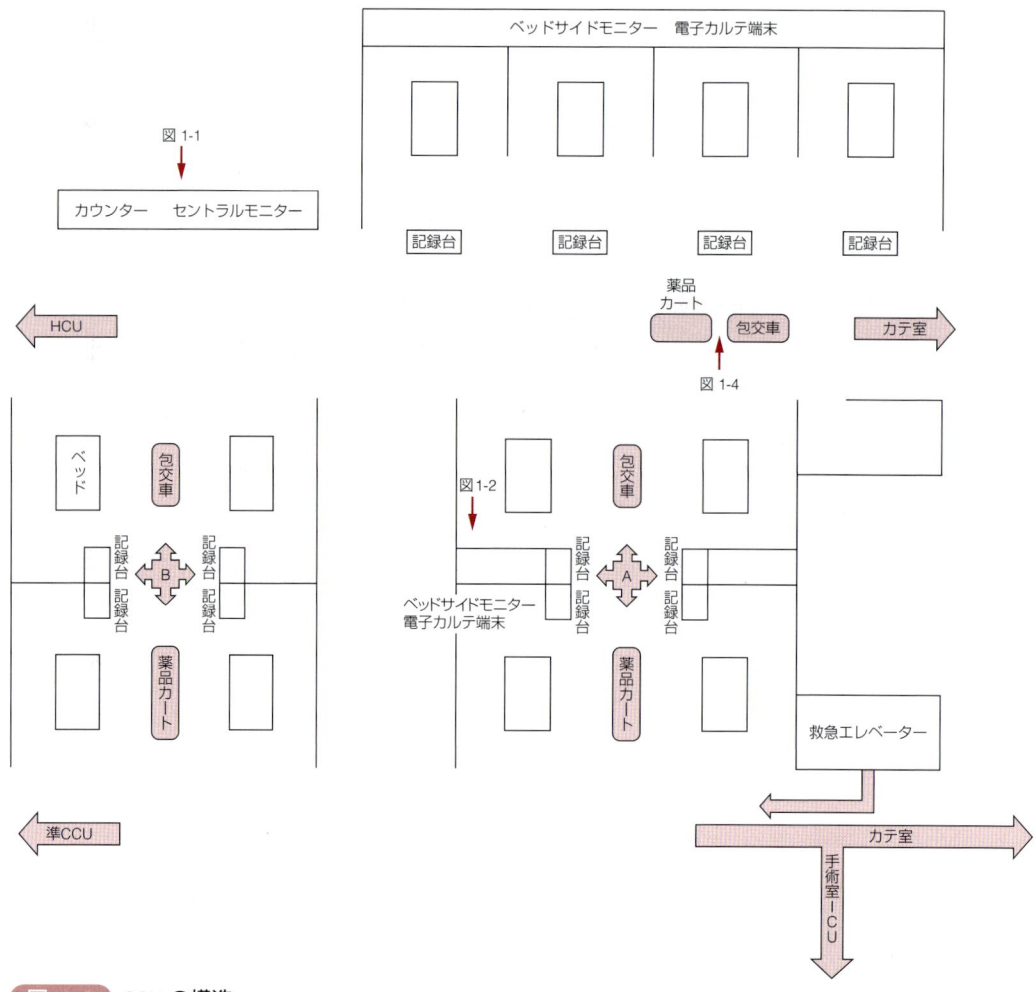

図 1-3 CCU の構造

- 救急ベッド（図1-7）：酸素，吸引などの準備のほかに，虚血性心疾患の初期治療で使用する硝酸薬などを準備するとともに，心電計や，救急セット（図1-6）を用意している．救急セットには，初期治療に必要な薬品，採血のためのスピッツや，末梢ライン挿入のセット，血液ガス分析のための採血キットなどが整備されている．

D　CCU 適応疾患

　CCU には，冠動脈疾患，大動脈疾患，心不全，不整脈などにより循環動態が不安定もしくは重篤な状態の患者が搬送される．いずれも急性で重症な状態である．

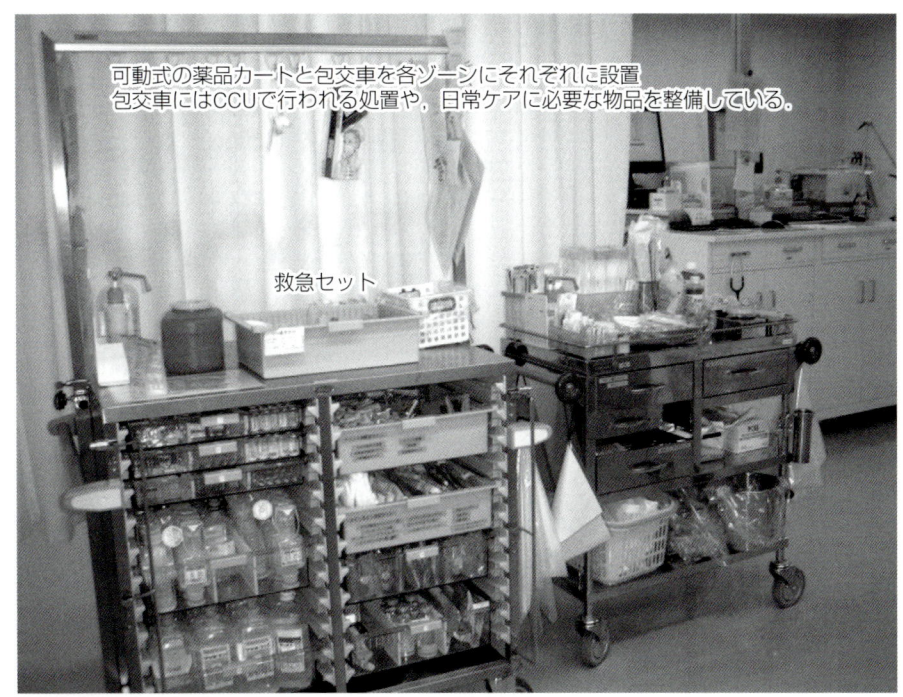

図 1-4 包交車と薬品カート

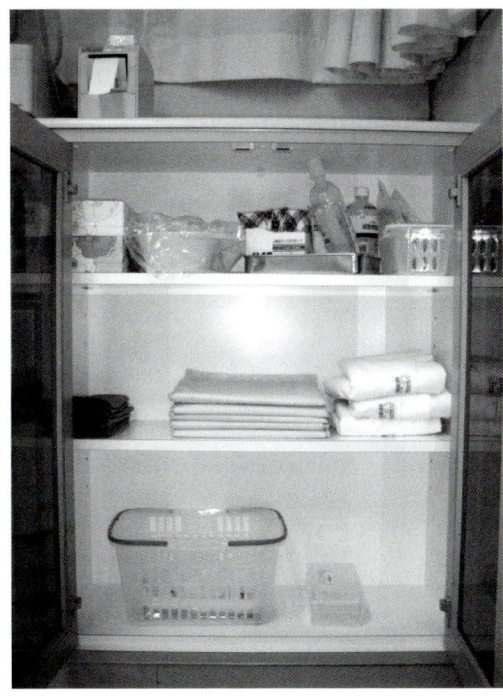

図 1-5 ベッドサイドの収納

§1. CCUとは

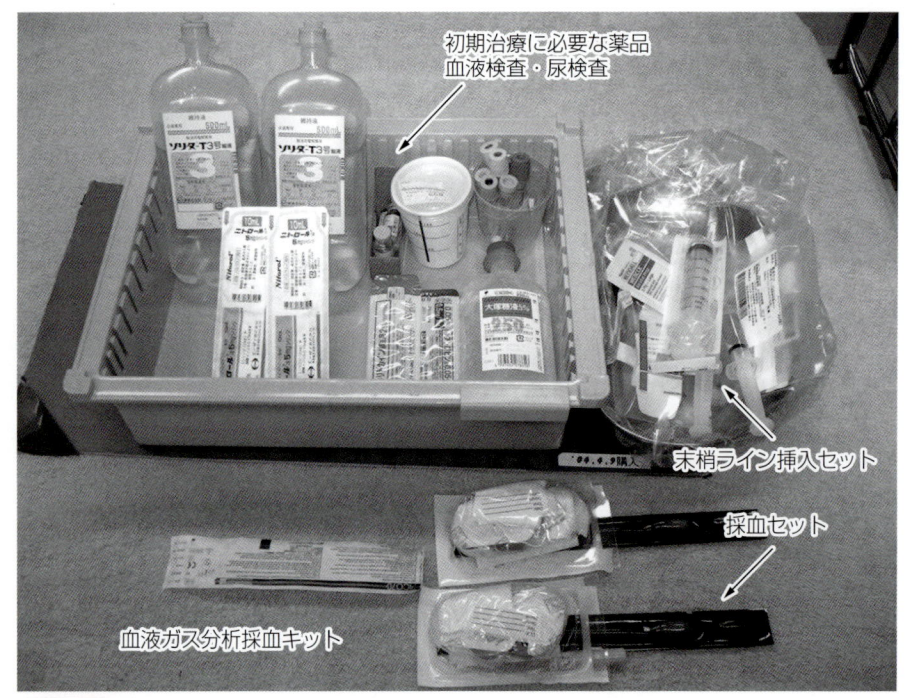

図 1-6 救急セット

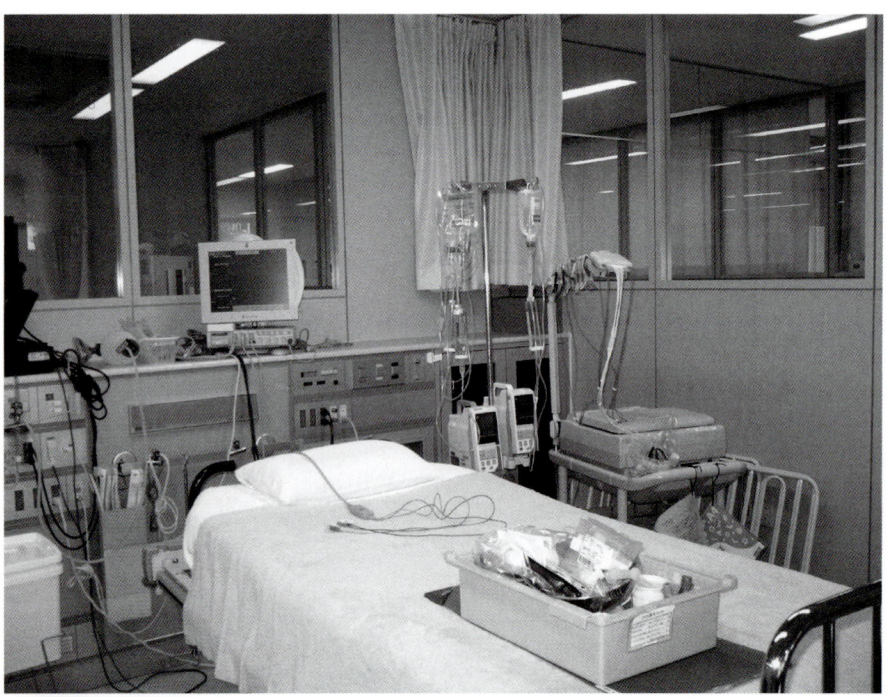

図 1-7 救急受け入れベッド

E CCU入室までの流れ

CCUに入室するまでには以下のような3種類のルートがある．
- 東京消防庁のハートラインによる入室
- 当院の救急受診後の入室
- 院内急変や病態の悪化による病棟からの入室

当院の救急は，二次救急まで行っており，救急隊から依頼があり搬送される場合や，個人で救急受診される場合，東京消防庁のハートラインによる搬送依頼などがある．東京消防庁のハートラインは，専門医師が24時間体制で対応しており，搬送依頼を受けた医師は，病状やバイタルサインなどを確認し，CCUに直接入室する必要があるかを判断する．CCUに直接入室する必要がないと判断した場合は，救急初療室でいったん診察し，その後の対応を判断する．通常の救急隊からの搬送依頼があった場合も同様の手順となる．

院内急変の場合は，日中は，院内急変コールにより，CCUスタッフやその他のスタッフが急変病棟に集まり，初期治療を行った後，CCUに搬送するシステムとなっている（図1-8）．

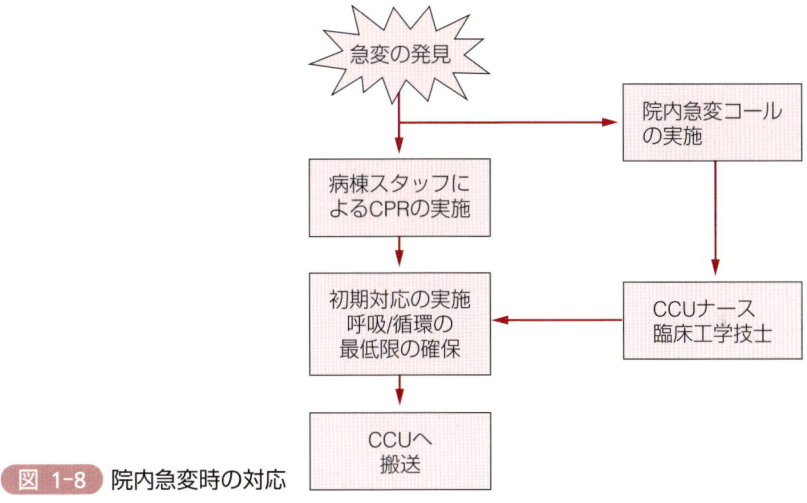

図1-8 院内急変時の対応

F 患者入室時のチーム医療

CCUには，医師，看護師だけでなく，クラーク，看護補助者，臨床工学技士などが勤務している．

患者入室時はこのような多職種が一丸となって，初期治療に対応する．図1-9にCCU入室時のそれぞれの役割を示す．

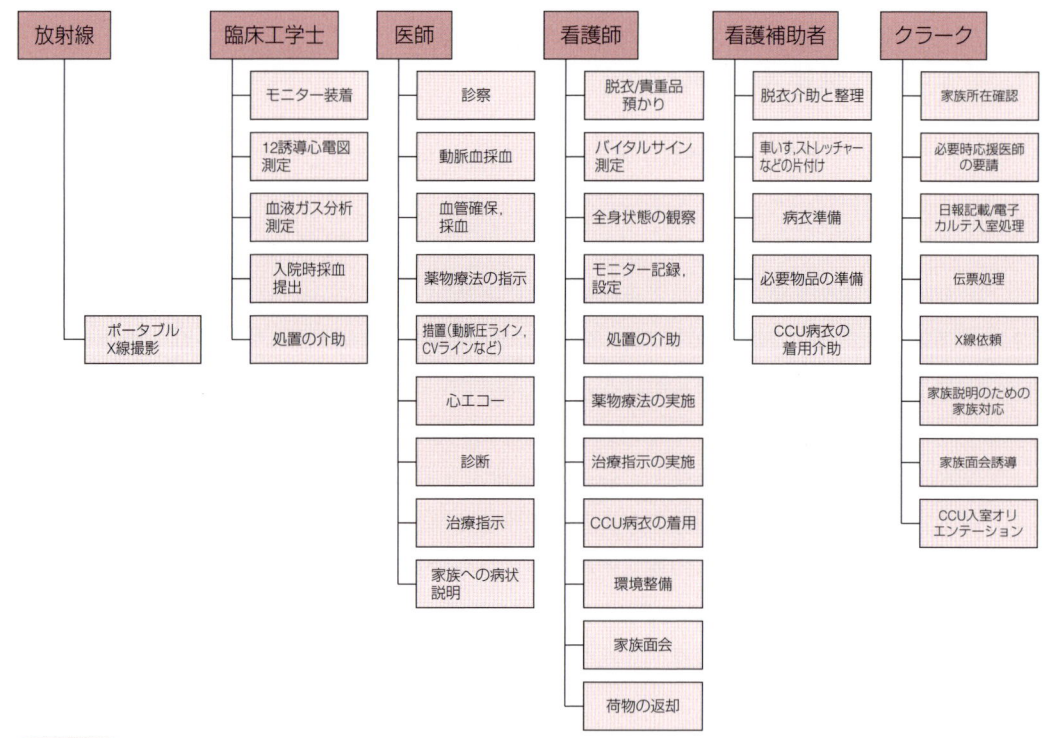

図 1-9 チーム医療における各職種の役割

G　CCU 看護師の役割

　CCU に入室する患者は，急性の病態を発症しており，生命の危機的な状態にある場合が多い．したがって，CCU 看護師には以下のようなスキルが求められている

　①循環器救急患者の病態を適切にアセスメントし，迅速な対応ができる．
　②循環器疾患でクリティカルな状況下にある患者に対し，専門的な知識と高度な技術のもと，重篤化を回避することができる．
　③看護倫理に基づいて，クリティカルな状況下にある患者，家族の人権を擁護し，必要に応じて代弁者となることができる．
　④チーム医療の一員として，メンバーシップ，リーダーシップを効果的に発揮し，患者に最善の医療を提供できる．
　⑤自己の能力を高めるために，常に研究活動や学術活動を行い，自己研鑽を図るとともに，後輩看護師の育成ができる．

　CCU 看護の機能をはたすためには，このようなスキルをもつ看護師を育成することが重要である．

〈三浦稚郁子〉

2 虚血性心疾患

1 急性冠症候群とは

近年では急性心筋梗塞 acute myocardial infarction（AMI）の成因が冠動脈粥腫の破綻と局所的血栓形成による急速な冠動脈閉塞によるものであることから，同一の成因である不安定狭心症 unstable angina pectoris（U-AP）や，急激な心筋虚血によってまねかれた電気的不安定性による心室細動などの心停止による心臓突然死などを総括して急性冠症候群 acute coronary syndrome（ACS）とよぶようになった．

つまり，急性冠症候群は，虚血性心疾患が急性病態となる成因の概念であり，虚血性心疾患は陥っている状態の概念である．

A 虚血性心疾患とは

心臓は筋肉でできた中腔臓器で，全身を循環した血液を受け取るときに拡張し，送り出すときに収縮するポンプ機能の役割をはたしている．ポンプ機能をはたす心筋には2つの種類があり，機能的に収縮性の優れた動きをする固有心筋（作業心筋：心房筋と心室筋）と自動能（自分で興奮を繰り返す能力）をもった刺激伝導系に関与した特殊心筋がある．

心臓内を流れる血液は，心筋自体の栄養としては利用できず，心筋の収縮に必要な酸素とエネルギーは大動脈の起部より発する左右の冠動脈に頼っている．

そのため冠動脈が何らかの理由で狭窄あるいは閉塞すると，そこから先の心筋が酸素不足に陥る．この酸素不足の状態を虚血性心疾患とよぶ．冠動脈の狭窄により一時的に酸素不足に陥るのが狭心症であり，心筋が壊死すれば心筋梗塞である．

1 冠動脈とは

a．冠動脈の解剖生理（図2-1）

心臓自身の栄養血管である冠動脈は，大動脈の起部より発する右冠動脈 right coronary artery（RCA）と左冠動脈 left coronary artery（LCA）がある．左冠動脈（LCA）は主幹部 left main trunk（LMT）を通って左前下行枝 left anterior descending（LAD）と左回旋枝 left circumflex（LCX）に分かれる．

b．冠動脈主要血管とその灌流域

3本の冠動脈にはそれぞれ酸素を供給している心筋の灌流域があり，障害が起きる冠動

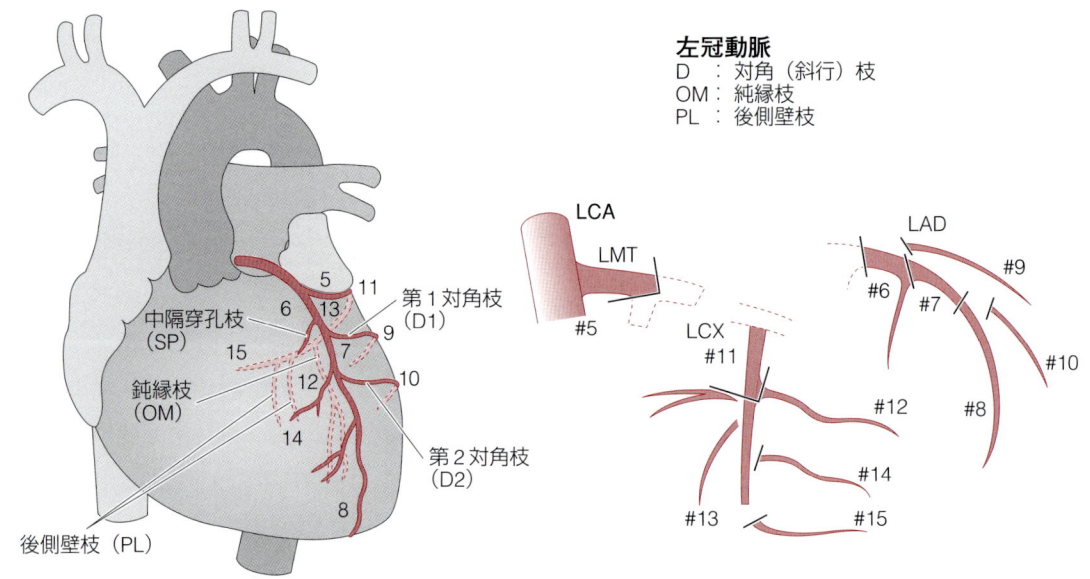
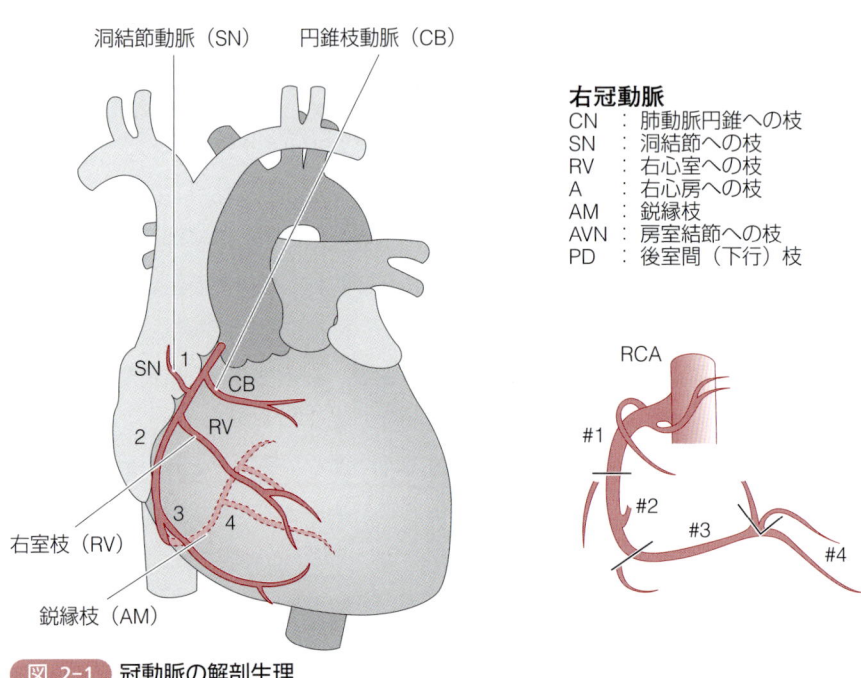

図 2-1 冠動脈の解剖生理

により心筋が障害される部位が決まる．
● 右冠動脈（RCA）：右房と右室の間を走り，心臓の後面に回り込み，そこで2本に分かれる．一方の後下行枝は心室中隔下面を走り，左室後下行面を支配，他方の房室枝は右房と右室の間を走り，ほとんどの例で房室結節を支配している．つまり，RCA は心臓の下壁お

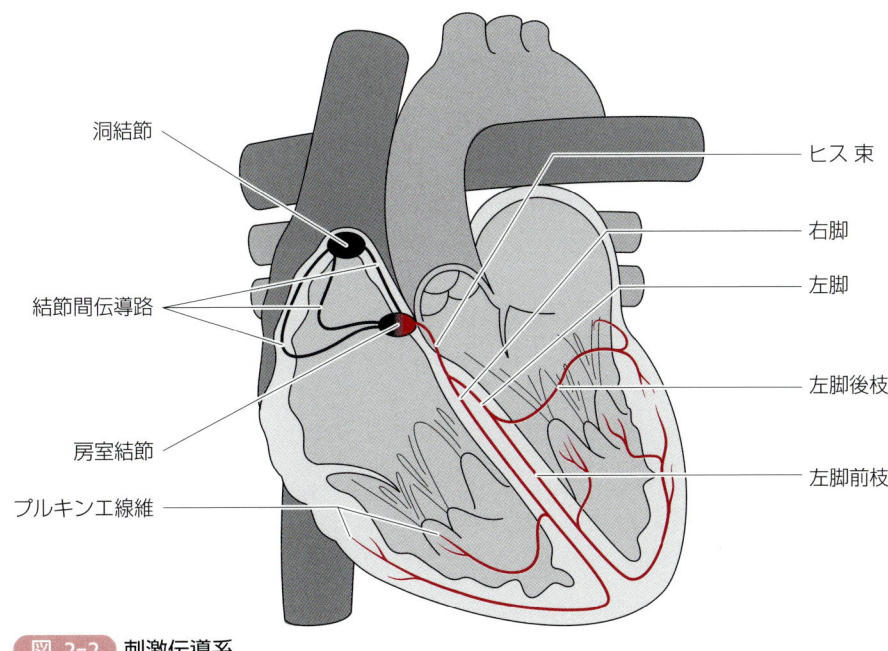

図 2-2 刺激伝導系

表 2-1 刺激伝導系への冠動脈主要血管からの血液供給

洞結節	洞結節枝（SN）が支配．60%は右冠動脈から，40%は左冠動脈から派生する．
房室結節	房室結節枝（AV）が支配．90%が右冠動脈から派生する．
ヒス束	房室結節枝が 50%，左前下行枝が 50%を支配
右脚	左前下行枝の中隔枝が支配
左脚前枝	左前下行枝の中隔枝が支配
左脚後枝	左回旋枝が 50%，右後下行枝が 50%を支配

よび後壁の栄養血管である．
- 左前下行枝（LAD）: 左室の前面から心室中隔の前を通り左右の心室の間を枝を出しながら下降し心尖部へ達しさらに後面へも回り込んでいる．つまり，LAD は前壁および心室中隔壁の栄養血管である．
- 左回旋枝（LCX）: 左房と左室の間を後面へと枝を延ばしている．つまり LCX は心臓の側壁の栄養血管である．

2 刺激伝導系とは

a．刺激伝導系とは（図 2-2）

心臓の興奮は，上大静脈と右房の接合部にある洞結節で定期的に発生し，その電気的興奮が心房，房室結節を伝わり，プルキンエ線維に伝えられ，さらに心室に伝播し，心臓の収縮が生じる．この一連の経路を刺激伝導系といい，洞結節→心房内特殊（結節間）伝導路→房

室結節→ヒス束→左脚・右脚→プルキンエ線維→心室固有筋である．
また，この興奮伝播を体表面から増幅記録したものが心電図である．

b．冠動脈主要血管からの刺激伝導系への血液供給（表2-1）

刺激伝導系により心臓は一定の秩序で活動し，全身の循環を司っている．この刺激伝導系へも冠動脈から血液が供給されている．そのため刺激伝導系を栄養している冠動脈に障害が起きると，刺激伝導系も障害され電気的刺激を伝えることができなくなり，その結果何らかの不整脈が生じる．

B 急性冠症候群とは

1 急性冠症候群の定義

急性冠症候群（ACS）とは，何らかの機序で冠動脈に発生したアテローム性粥腫（プラーク）が破綻（破裂）し，それを引き金に脂質に富むアテロームが冠動脈内へ漏れだし血栓が形成され，冠動脈の閉鎖が起こって急性心筋虚血を呈すると考えられている（図2-3）．

プラークの破綻などで冠動脈の閉塞が持続し，心筋の虚血の時間が長く心筋の変化が不可逆性であり壊死へ向かえば心筋梗塞となり，閉塞が早期に再開通したり不完全で心筋の虚血

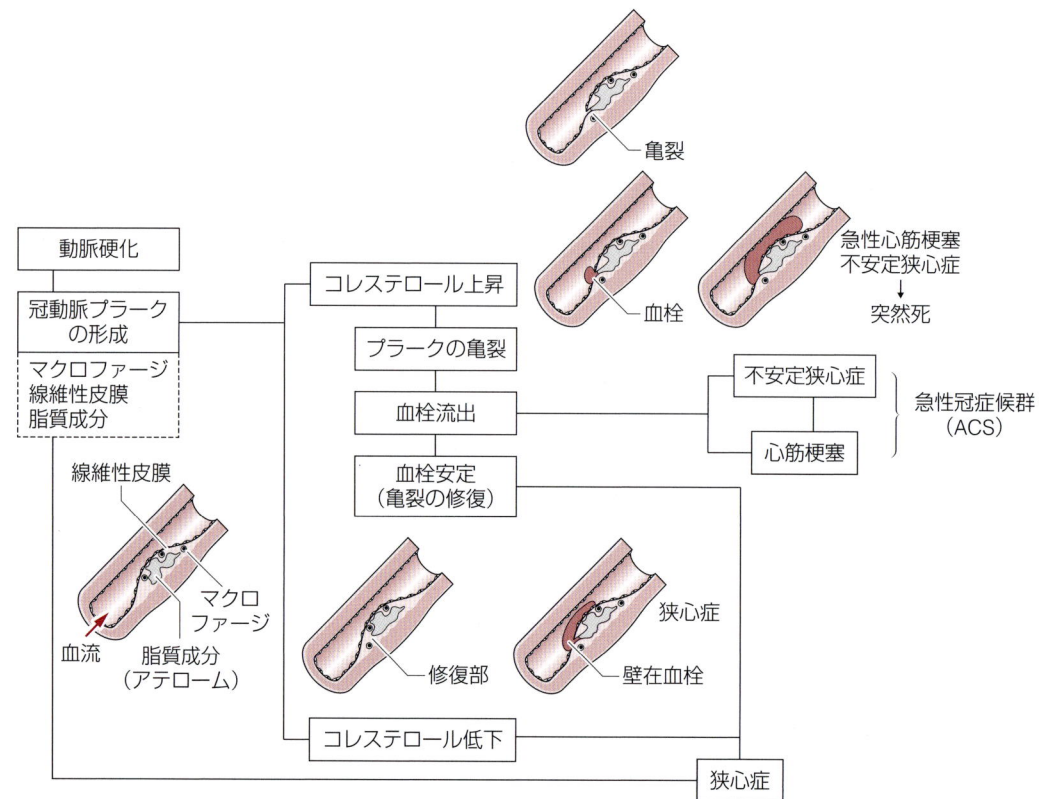

図2-3 ACS発生機序（Fuster V. N Engl Med. 1992; 326: 242 より改変）

§2．虚血性心疾患

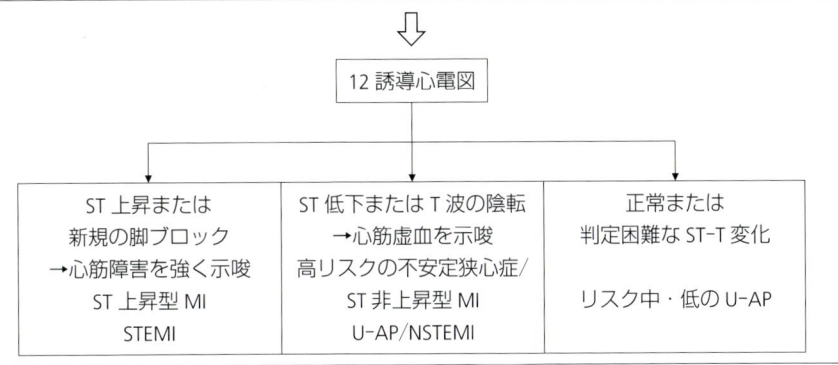

図 2-4 ACS 患者の初期治療アルゴリズム（文献 3 より改変）

が一過性で心筋の変化が可逆性であれば不安定狭心症となる．よって血栓量や閉塞の状態によって，急性心筋梗塞と不安定狭心症が相互に移行しうる．

ACS は不安定狭心症，急性心筋梗塞，および結果として生じる心臓突然死を含めた総称として広く普及している．

急性冠症候群の治療アルゴリズム

ACS 患者に対する治療には時間がきわめて重大である．患者が搬送されたらまずそのリスクを評価し，冠動脈の状態を安定化させ，主要心事故を防止しなければならない．ACS の初期治療目的は，

①心筋梗塞サイズを最小限にとどめ，左室機能を保持し心不全を予防すること

②主要心事故（死亡，非致死的心筋梗塞，緊急血行再建の必要）の防止

③致死的合併症（心室細動・心室頻拍・不整脈など）を治療すること

である．ACS が疑われる患者に対しては，迅速に初期治療を行いつつその重症度を評価し，それに引き続く STEMI（ST elevation myocardial infarction：ST 上昇型心筋梗塞）ならびに U-AP/NSTEMI（non ST elevation myocardial infarction：ST 非上昇型心筋梗塞）に対する専門的治療へ続くようにしていく．ACS 患者の初期治療アルゴリズムを図 2-4 に示す．

おわりに

　米国では毎年約 30 万人が，わが国では毎年約 10 万人が病院外で突然死するとされるが，その最大の原因が ACS である．ACS に対しては胸痛発症から初期診療の 1 時間における対応が重要であり，看護師は患者が搬送されたら速やかにその状態をアセスメントし主要心事故を防ぐことができるように対応していかなければならない．

■文献■

1) 国立循環器病センター看護部, 編著. CCU 看護マニュアル. 大阪：メディカ出版；2001. p.7-9, 26-7.
2) 住吉徹哉, 監. 循環器看護ポケットナビ. 東京：中山書店；2008. p.4-5.
3) 日本版救急蘇生ガイドライン策定小委員会, 編著. 救急蘇生法の指針 2005. 3 版. 東京：へるす出版；2005. p.135-7.

〈村上富美恵〉

2 虚血性心疾患
2 急性心筋梗塞の治療と看護

　急性心筋梗塞とは冠動脈の狭窄もしくは閉塞により，その支配領域の心筋が虚血を起こし，壊死に陥った状態をいう．心筋梗塞そのものでは死に直結することは少ないが，発症初期にうっ血性心不全，心源性ショック，重症不整脈，心破裂などの合併症を併発すると死に至る危険が高くなる．したがって，急性心筋梗塞の治療は，発症初期の合併症を予防することと，治療に伴う合併症を予防，あるいは早期発見することが重要である．そのためCCU看護師は厳重なモニタリングと観察を行い，現在起こっている現象を速やかにアセスメントし対応していかなくてはならない．

　また急性心筋梗塞を発症した患者とその周りを取り巻く家族は，突然の入院，濃厚な検査や処置，これまで経験したことのない痛み，死の恐怖，今後の不安など危機的な状況におかれている．患者のみならずその家族も含め，患者・家族がおかれている状況を理解し，その思いを受け入れる姿勢をもち，患者・家族の心（こころ）もケアをしていく必要がある．患者の救命と患者・家族のこころのケアを行うことができるのはCCU看護師であり，CCU看護師はそのはたしている役割に責任とプライドをもって看護を行っていく必要がある．

A 急性心筋梗塞の定義と分類

　冠動脈プラークの破綻などで冠動脈の狭窄・閉塞，または冠動脈のけいれんにより血流が一定時間以上途絶えることで心筋の虚血が起こり，心筋が壊死した状態を心筋梗塞といい，発症から72時間以内の状態を急性心筋梗塞 acute myocardial infarction（AMI）とよぶ．発症から72時間以上経過した状態は，亜急性心筋梗塞 recent myocardial infarction（RMI）とよび，1カ月以上経過した状態を陳旧性心筋梗塞 old myocardial infarction（OMI）とよぶ．

　急性心筋梗塞の分類として，このような時間経過による分類以外に，梗塞部位による分類と筋層内範囲による分類がある．

1 梗塞部位による分類

　心筋梗塞の部位を診断することは合併症の関連において，また予後を予測する手がかりとして重要である．主な梗塞部位には，下壁，後壁，側壁，前壁，前壁中隔などがある．

表 2-2 主要冠動脈と梗塞部位と心電図変化

主要冠動脈			梗塞部位	心電図変化（ST-T 変化および異常 Q 波の出現部位）
右冠動脈（RCA）			下壁梗塞	II・III・aV_F
右冠動脈（RCA）	左回旋枝（LCX）		下側壁梗塞 下後壁梗塞 純後壁梗塞	II・III・aV_F・V_5・V_6 II・III・aV_F・(V_1)・(V_2)・(V_3) (V_1)・(V_2)・(V_3)
	左回旋枝（LCX）		側壁梗塞 前壁側壁梗塞	I・aV_L・V_5・V_6 I・aV_L・V_4・V_5・V_6
	左回旋枝（LCX）	左前下行枝（LAD）	広範囲前壁梗塞 前壁梗塞	I・aV_L・V_1・V_2・V_3・V_4・V_5・V_6 V_3・V_4
		左前下行枝（LAD）	前壁中隔梗塞	V_1・V_2・V_3

（ ）は鏡像変化
*鏡像変化（ミラーイメージ）
ST 上昇のみられる誘導と反対側に位置する誘導では ST 低下がよくみられる．この成因については，最近では ST 上昇を反対側からみただけの単なる鏡像（ミラーイメージ）説が定説となっている（図 2-5）．
ミラーイメージとは，今みている心電図波形を 180°回転することで，誘導の目の位置を真向かいに移してみることができる方法である．
後壁梗塞では後壁で発生した ST 上昇が，後壁の反対方向にある胸部誘導の V_1・V_2・V_3 付近で反転した像（鏡像）としてみることができる（図 2-6）．
そのため V_1・V_2・V_3 付近で ST 低下する所見としてみられる．
鏡像変化による ST 低下に注目して，肝心な ST 上昇や T 波の増高を見落とさないようにしなければならない．

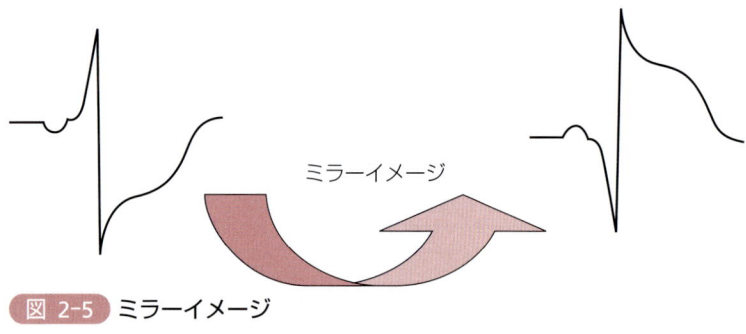

図 2-5 ミラーイメージ

　この部位を診断する手段としては，核医学検査，超音波検査，心臓カテーテルによる左室造影などがあるが，最も簡便な方法として 12 誘導心電図による部位診断がある．
　心筋梗塞は発症すると壊死に陥った心筋の起電力が失われるため，梗塞に面する部位の誘導に異常 Q 波，ST-T 変化が認められる．したがってどの誘導に梗塞所見が認められるかによって，部位を診断することが可能である（表 2-2）．

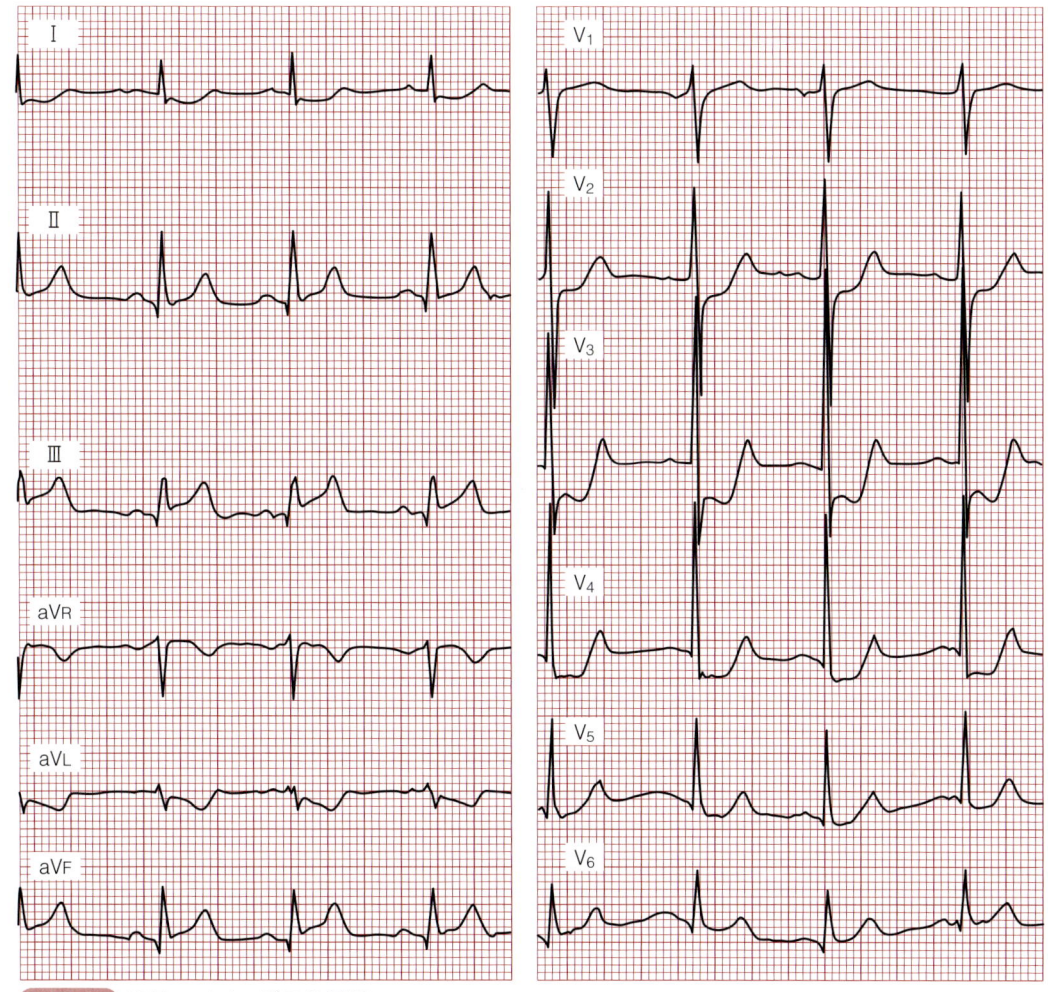

図 2-6 ▶ ミラーイメージの心電図

2 筋層内範囲による分類

心筋梗塞は，時間の経過とともに心筋壊死巣が心内膜から心外膜へ向かって波及する．通常，1〜2時間以上，3〜6時間以内で心筋全層に壊死が及ぶため，壊死巣が心内膜のみであるか，または心筋全層に及んでいるかによって以下のように分類されている．

①貫壁性梗塞：梗塞責任冠動脈の完全閉塞により，心内膜から心外膜まで心筋全層にわたって壊死が及んでいるもの．心電図ではその部位で異常Q波を呈する．そのため，Q波梗塞（Q-wave infarction）ともよばれる．

②非貫壁性梗塞（心内膜下梗塞）：心内膜のみで心外膜まで壊死が及んでいないもの．

非貫壁性梗塞では貫壁性梗塞に比べて，梗塞前狭心症の既往がある例や再梗塞例が多く，多枝病変例が多い．したがって，心筋壁内の壊死層を把握することは，診断や治療，慢性期の管理を行う上で重要である．

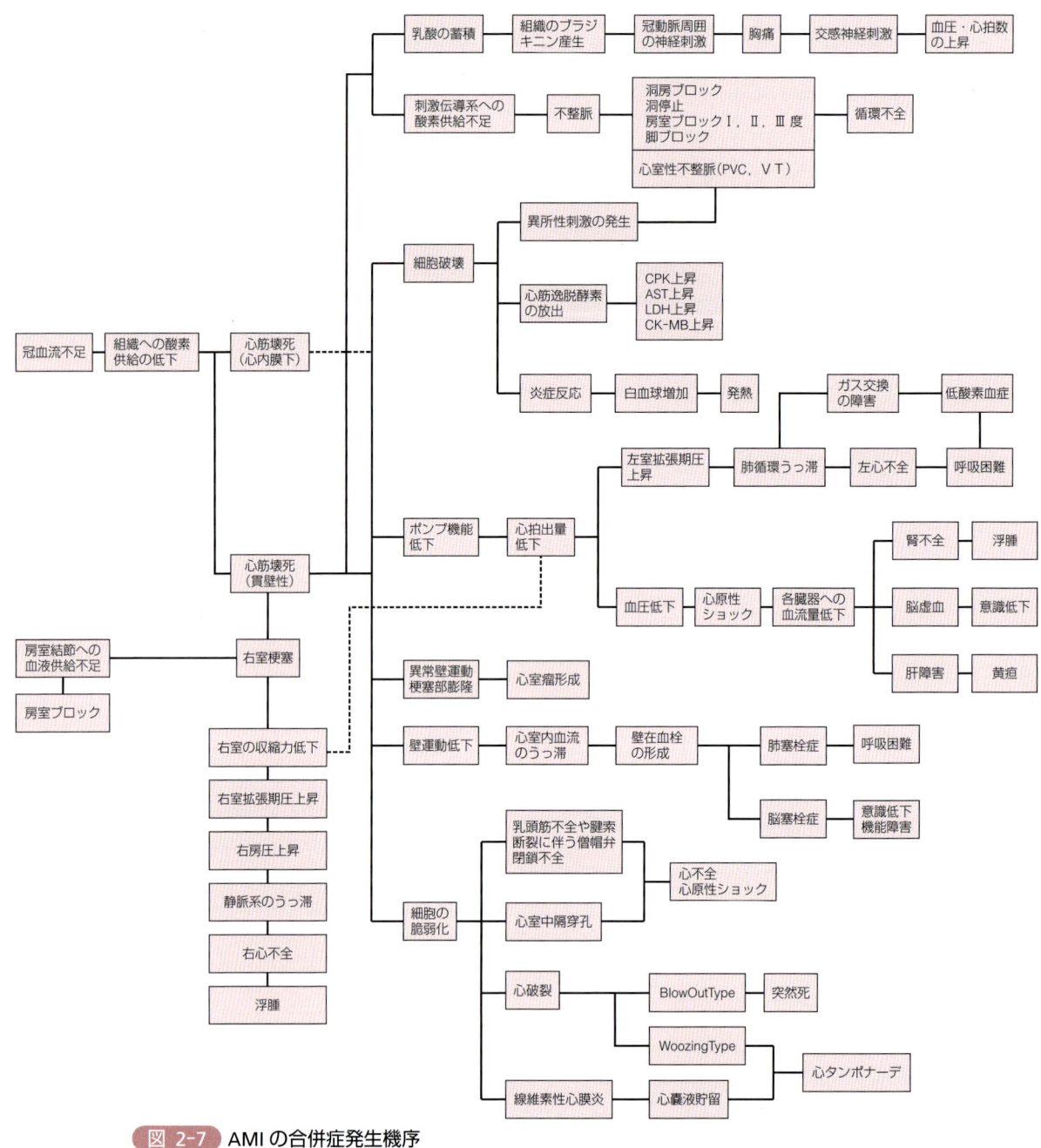

図 2-7 AMI の合併症発生機序

B 心筋梗塞の急性期における合併症

　急性心筋梗塞の予後を大きく左右する因子は合併症である．その発生機序を図 2-7 に示す．
　急性期の管理を行うということは，同時に合併症の有無を観察し異常を早期に発見し，適切

表 2-3 急性期合併症の種類

	急性期
心筋壊死に伴うもの	左室自由壁破裂,心室中隔穿孔,乳頭筋断裂,右室梗塞,心膜炎,心室瘤 心室性頻拍,心室細動,心室性期外収縮
心機能障害	心不全,心原性ショック
刺激伝導系の虚血によるもの	Ⅲ度房室ブロック 左脚ブロック

表 2-4 亜急性期～回復期の合併症

- 梗塞後狭心症
- ドレスラー症候群
- 心房細動
- 心室性不整脈

表 2-5 Killip（キリップ）分類

クラス	臨床所見	症状
Ⅰ	心不全の徴候なし（肺ラ音なし,Ⅲ音なし）	自覚症状なし
Ⅱ	軽度～中等度心不全（肺ラ音聴取領域が全肺野の50％以下,Ⅲ音）	軽～中等度の呼吸困難
Ⅲ	肺水腫（肺ラ音聴取領域が全肺野の50％以上）	高度呼吸困難,喘鳴
Ⅳ	心原性ショック （収縮期血圧≦90 mmHg） （チアノーゼ・意識障害）	四肢冷感,乏尿

な対応をすることである．

　一概に合併症といっても，心筋壊死とそれに伴う心機能障害に関連したものと，刺激伝導系への酸素供給が途絶えることによるものとがある（表2-3）．また急性期に起こる合併症と亜急性期，慢性期に起こりうる合併症は異なってくる（表2-4）．合併症の発症機序とその違いを理解することが，異常を予測し早期に発見する手がかりとなり適切な治療を適切な時期に行うことができる．

1　心不全

　ポンプ失調により低心拍出となり著明な血圧低下から，主要臓器の灌流障害をきたす．左心不全が主体を成していることが多く，肺胞と毛細血管の間で行われるガス交換が障害され，血中酸素濃度が低下し呼吸困難を呈する．

　急性心筋梗塞における心不全の重症度判定にはKillip分類（表2-5）が用いられる．Killip分類とは，心筋梗塞に伴う左心不全の重症度の分類であり，肺にラ音が聴取できる範囲により分類したものであり，聴診所見による分類であるので，ベッドサイドで簡便に分類できる．

❷ 重症不整脈

壊死心筋から異所性の電気的刺激が発生することにより，心室細動 ventricular fibrillation（VF）・心室性頻拍 ventricular tachycardia（VT）・心室性期外収縮 premature ventricular contraction（PVC）などが認められる．

また刺激伝導系を灌流している心筋の虚血により，高度房室ブロックや無収縮などの刺激伝導系の伝導障害による高度な徐脈が認められる．

これらが急性心筋梗塞における突然死の主要な原因となっている．

❸ 心原性ショック

広範囲な心筋壊死と心筋虚血巣をベースとして生じ，左室心筋の 40％以上が壊死に陥ると出現するとされる．心拍出量が著しく低下し，末梢循環不全（尿量減少，四肢冷感，意識レベルの低下）を呈する状態となる．

❹ 心筋破裂

心筋壊死による心筋細胞の脆弱化が原因で緊急手術の可能性が高くなるが，破裂にはいくつかのタイプがある．

a．左室自由壁破裂

心筋梗塞後に脆弱になった心室自由壁心筋が断裂することによって生じる．初発の高齢者女性に多く心筋梗塞発症後1～4日に認められることが多い．

心筋破裂には完全に心筋が裂けてしまう blowout type（破裂型）と，心筋から滲み出すように出血する oozing type（滲出型）がある．blowout type では突然のショック状態となる．

b．心室中隔穿孔（VSP）

心筋梗塞後，脆弱になった心室中隔に亀裂が入り，左右短絡が生じる状態である．貫壁性前壁中隔梗塞に多く，正常心筋と壊死心筋の境界部に出現する場合が多い．

c．僧帽弁乳頭筋・腱索断裂

僧帽弁を支えている乳頭筋が虚血に陥り，機能不全および断裂が起こり，僧帽弁逆流が出現する．

僧帽弁断裂を起こすと左心不全やショックに陥る．

❺ 右室梗塞

右冠動脈（RCA）は右室も灌流しているため，右冠動脈の障害により心筋壊死を起こすと，下壁梗塞に加えて右室梗塞を合併することがある．梗塞巣が広範囲な場合，急性右心不全が出現する．

6 心膜炎

心筋壊死が心外膜にまで及ぶことによって心膜炎を起こす．心膜摩擦音 friction rub がしばしば聴取され，深吸気や体位の変換で胸痛が増強する．心膜炎を起こしたことで心嚢液が貯留し心嚢液が多い場合，静脈圧の上昇・奇脈などの徴候を呈し，低血圧・肝うっ血・末梢浮腫の症状も出現する．

7 心室瘤

心室壁の心筋が局所的に薄くなり嚢状に突出するものであり，左心室の収縮が低下する．前壁心尖部に多く，心室頻拍や心破裂の危険性が高い．また瘤の形成により壁在血栓を合併することがある．心室瘤に起因する心不全，不整脈が薬物治療抵抗性の場合は心室瘤切除の適応となる．

仮性心室瘤は梗塞部位の左室自由壁の一部が破裂し，心腔内の血流が心外膜下に漏出し，その後の心膜の癒着により限局した瘤を形成したものである．仮性心室瘤は真性心室瘤と比べ破裂しやすく緊急手術の可能性が高い．

C　心筋梗塞の所見

急性心筋梗塞の所見の多くは，心筋壊死に伴う胸部症状以外は，合併症に伴う所見である．したがって，心筋梗塞そのものによる症状なのか，合併症による症状なのかを観察しなければならない．また，症状だけでは確定診断が困難であり，心電図や生化学検査の値，心臓超音波検査などにより診断する必要がある．急性心筋梗塞の所見に併せ，合併症の存在の有無や重症度の判定を同時に行っていき早期の治療を開始していく手立てとする．これらの所見について述べる．

1 自覚症状

自覚症状には，心筋壊死に伴う胸部症状と合併症に伴う症状がある．

a．胸部症状

急性心筋梗塞を発症すると急激な胸痛に襲われることがほとんどであるが，胸部の圧迫感や不快感，絞扼感の場合もある．これは，心筋が虚血となり酸素供給が途絶えることにより起こる．しかし，高齢者や糖尿病患者などでは症状が乏しい場合があり注意が必要である．

b．その他の症状

心不全や心原性ショックを合併した場合，呼吸困難感を自覚する．不整脈を合併している場合は動悸や失神を訴えることもある．

2 身体所見

身体所見の観察は，血圧や脈拍などのバイタルサインのほかに，末梢循環なども併せてみていく．

a．血　圧

比較的軽症な場合は発症時の胸痛と不安感による交感神経の亢進によって，血圧は高いことが多い．しかし血圧が高くなると心破裂の可能性があり，降圧が必要になってくる．また心筋のポンプ失調により心拍出量が低下すれば，血圧は低下する

b．脈　拍

疼痛や興奮による交感神経緊張のための頻脈となりやすいが，一方で，迷走神経反射に伴い徐脈となる場合もある．また，房室ブロックなどの合併症がある場合にも徐脈となる．心室性期外収縮などの不整脈により結滞が認められる場合がある．

c．呼　吸

疼痛や不安感があったり，心不全を合併すると肺うっ血などのため呼吸数が増加していることが多い．心不全や心原性ショックに陥ると，左心不全の重症度に比例し呼吸数の増加と呼吸困難を示す．肺水腫では起座呼吸となり，さらに重症になると泡沫状の血痰を認め喘鳴を伴う．

d．体　温

壊死組織に対する非特異的変化として発熱がみられる．

e．末梢循環

交感神経の亢進のため顔面蒼白となり皮膚は冷たく冷汗を伴う．心不全や心源性ショックを合併すると皮膚はさらに冷たく浸潤し口唇や爪先にチアノーゼが出現する．

3 検査所見

a．心電図

心電図所見から梗塞部位，責任病変部位，時間経過，重症度を推定することが可能であるので，心電図は急性心筋梗塞の診断に有用かつ簡便であり，診断に必須の検査である．

心筋梗塞は発症すると壊死に陥った心筋の起電力が失われるため，梗塞に面する部位の誘導に異常 Q 波，ST-T 変化が認められ，発症からの時間的経過により心電図波形が変化する．まず発症直後，超急性期に T 波の増高が出現し，24 時間以内に Q 波が出現する（図 2-8）．Q 波の出現は心筋の壊死を意味し，Q 波の出現部位に ST-T 変化を伴っていれば心筋梗塞を考える．

b．血液生化学的マーカー

心筋細胞障害を診断するための血液生化学的マーカーには，心筋細胞質可溶性マーカーと筋原線維マーカーがある．虚血性心筋細胞障害が生じると，まず心筋細胞膜が障害され，細胞質可溶性マーカーが血中に遊出する．さらに虚血が高度かつ長時間に及んだ場合には筋原

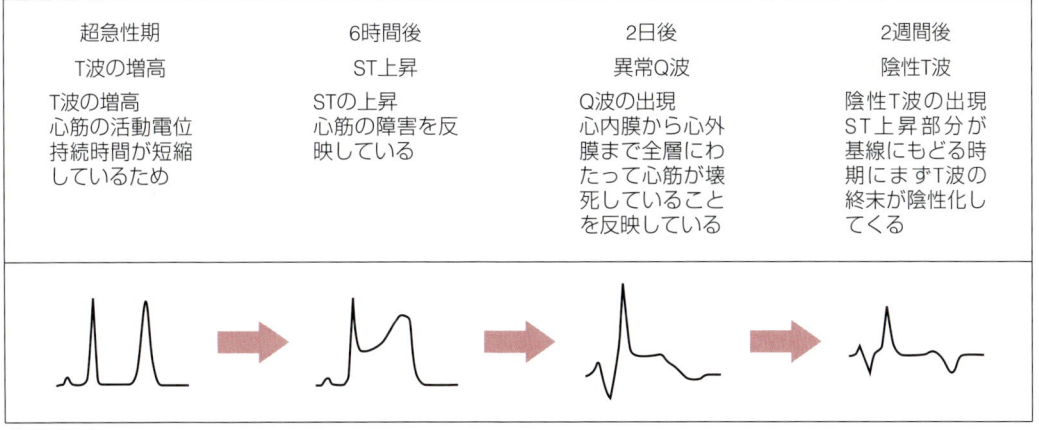

図 2-8 心筋梗塞の心電図変化

線維が分解され，筋原線維マーカーが血中に遊出する．心筋梗塞発症よりの経過時間を考慮し，適切なマーカーを用いて診断することが重要である．

1）心筋細胞質可溶性マーカー

a）CK（クレアチニンキナーゼ），CK-MB

CK は骨格筋と心筋に多く含まれる．血清総 CK 値は発症後 4〜6 時間で上昇し始め，8〜15 時間で最高血中濃度となり，2〜3 日で正常化する．CK-MB は CK の心筋特異性アイソザイムとして有用．一般に CK または CK-MB が正常値の 3 倍以上に増加することで急性心筋梗塞の診断とする．

b）ミオグロビン

発症後 1〜3 時間で上昇し始め，7〜10 時間で最高血中濃度となり，1〜2 日後に正常化する．早期診断に有用．一方，心筋の特異性は低い．

c）心臓型脂肪酸結合蛋白（H-FABP）

心筋虚血に伴う心筋細胞傷害時に CK-MB に先駆けて約 1〜2 時間後には血液中に出現し，5〜10 時間で最高血中濃度となりミオグロビンと同様の遊出状態を示す．ミオグロビンに比し感度・特異性が高く，発症 2〜4 時間以内の超急性期の高感度診断マーカーとして注目されている

2）筋原線維マーカー

a）心筋トロポニン T

トロポニン T は心筋収縮調節蛋白の 1 つであり，心筋細胞内で約 94％は筋原線維構造蛋白の一部を構成し，残り約 6％は細胞質に可溶性分画として存在する．

急性心筋梗塞後で遊出状態は 2 峰性を示し，虚血早期の細胞質からの遊出（発症 12〜18 時間後が第 1 ピーク）と筋原線維壊死（90〜120 時間後第 2 ピーク）の両相の病態を反映するものと考えられる．CK，CK-MB に比し，心筋梗塞診断の感度・特異性が高く非 ST 上昇型心筋梗塞の診断に有用である．ただし，心筋梗塞の早期（6 時間以内）では感度が低く，陰性の

場合には 8～12 時間後の再測定が必要である．

b）ミオシン連鎖

ミオシン連鎖は心筋に特異的で，安定な蛋白である．筋原線維の壊死過程を反映し，発症後 4～6 時間後より血中に流出し，2～5 日後で最高血中濃度となり，7～14 日まで異常値を持続する．腎排泄なので腎不全症例では異常値を呈することもある．

4 心臓超音波検査

心臓超音波検査では，心筋壊死に伴う壁運動の異常，心機能，合併症の有無などの情報が得られる．超音波を用いて非観血的に行えるので，患者に与える負担が軽く，広く用いられている．

心臓超音波検査で得られる情報は以下のとおりである．

a．壁運動異常 asynergy

心筋梗塞の急性期には虚血心筋の壁運動異常，非虚血部位は代償性に過動となっている．壁運動異常はその程度と出現部位を評価することで梗塞部位の診断に繋がる．

壁運動異常は壁運動減弱 hypokinesis, 壁運動消失 akinesis, 奇異性運動 dyskinesis といった所見で認められる．

b．心機能

左室駆出率 left ventricular ejection fraction（LVEF）は左室ポンプ機能の指標として最もよく用いられている．左室駆出率が 50％以上を正常とし梗塞サイズが大きいほど低下し，それに伴い予後も不良になる．

c．合併症の有無

合併症には前述のように，心膜炎・心筋破裂・心室瘤といったものがあり，心臓超音波検査では以下に示す所見が認められる

1）左室自由壁破裂：心囊液貯留（echo free space）が認められる．心囊液は血性であり，心囊内凝血塊が認められる場合もある．多量の心囊液により，右室の拡張期虚脱 diastolic collapse, 右房の収縮期虚脱 systolic collapse が認められ，心タンポナーデの状態となる場合もある．

2）心室中隔穿孔：左室から右室への短路血流が認められる．心室中隔の穿孔部位が確認できる場合もある．

3）僧帽弁乳頭筋・腱索断裂：僧帽弁に付着した過可動性の塊状エコーとして認められる断裂した乳頭筋・腱索と，収縮期に左房側に大きく落ち込む僧帽弁が認められる．経胸壁心臓超音波検査で画像上診断が困難な場合は経食道心臓超音波検査が行われる．

4）心室瘤：心室瘤の部位の心筋が，線維化が著明でひ薄化し収縮期に外側に膨隆する dyskinesis の所見が認められる．前壁中隔梗塞では心尖部に認め，下後壁梗塞では下後壁の心基部に認める．

5）仮性心室瘤：真性心室瘤と異なり瘤壁には心筋組織は認めず左室内腔との連絡孔は狭

い．この連絡孔を通じて収縮期に左室内腔から瘤内に流れる血流が認められる．
　6）壁在血栓の有無と性状・大きさ
　7）右室梗塞：右室自由壁の壁運動低下，右室拡大，右室駆出率の低下が認められる．

5　胸部X線写真

　心筋梗塞そのものの所見としては有用ではないが心筋梗塞に心不全を合併した場合，身体所見では異常がみられない軽度の肺うっ血を発見でき，左心不全の有無や心拡大の評価ができる．また大動脈解離の診断には必須であり，鑑別診断に有用である．

6　核医学検査

　^{99m}Tcピロリン酸シンチグラムは，心筋梗塞巣に集積して陽性像を呈することにより，診断困難な例に有用である．梗塞部位の大きさや残存心筋量の評価，心筋代謝情報などが得られる．

7　冠動脈造影検査

　急性心筋梗塞の診断確定，責任冠動脈の同定，狭窄度，罹患枝数，重症度など得られる情報は多く，同時に適応があれば経皮的冠動脈形成術，冠動脈内注入による血栓溶解療法などの施行も可能である．

D　鑑別診断

　胸痛を訴えている患者がいる場合，明らかな外傷は別としてまずはすべての症例を急性心筋梗塞であるかどうかの観点で診断をすすめていく．問診や諸検査により，緊急度および可能性の高い疾患から鑑別していく

1　大動脈解離

　痛みが背部に限局する場合が多いが，上行大動脈解離のときは胸痛を呈することもあり症状のみで急性心筋梗塞と鑑別するのは困難．
　上肢の血圧の左右差，胸部X線写真で大動脈の拡大などが認められた場合大動脈解離を疑う．心臓超音波検査と胸腹部造影CT検査で解離内膜，心嚢液や胸水の貯留が認められる．また上行大動脈解離で，解離腔が冠動脈にまで及び閉塞することで急性心筋梗塞が合併することがある．

2　急性肺塞栓

　胸痛というより息苦しさや胸苦しさを訴えるときは肺塞栓を念頭に考える．心電図でS1Q3T3所見が認められることや，心臓超音波検査で壁運動異常がないこと，動脈血ガス分

析で動脈血酸素分圧の低下，生化学的検査でCPKの上昇が認められないことなどで鑑別する．診断上有力な所見が認められるのは肺血流シンチや肺動脈造影である．

3 急性心膜炎

胸痛は心筋虚血に伴うものとは異なり，仰臥位，咳嗽，深吸気により増強し持続性である．心音で心膜摩擦音 pericardial friction rub を聴取する．

心電図はST-T上昇がaV$_R$とV$_1$を除く全誘導でみられるのが鑑別診断として有用．またST-T低下のミラーイメージや異常Q波は認められない．

4 急性心筋炎

胸痛を伴うこともあるが，多くの場合が発熱・咳・頭痛・咽頭痛・全身倦怠感などの感冒様症状が先行する．心源性ショックに陥ることも少なくない．

心電図では急性心筋梗塞に酷似した変化が広範囲な誘導にみられ，重篤な心室性不整脈も出現する．心臓超音波検査では冠動脈灌流域に一致しない広範囲な収縮異常が認められる．心筋逸脱酵素も上昇するが，その経時的変化は急性心筋梗塞と違って異常高値が持続する．

5 気　胸

発症初期には肩や鎖骨あたりに違和感，胸痛や背中への鈍痛を自覚する．呼吸をしても大きく息が吸えない，激しい運動をすると呼吸ができなくなるといった呼吸困難も認める．比較的若年で痩せ型の人に多い．聴診にて呼吸音の減弱，胸部X線写真で血管影を伴わない空虚な領域は気胸が疑われる．胸部CTにて比較的大きな囊胞であれば場所が確認できる

6 胃潰瘍・逆流性食道炎・食道スパズム

狭心痛と似た胸痛，放散痛（喉の絞やく感や下顎痛など）を認めることがある．痛みが食事と関係することがあり，制酸薬などの投与により改善することがある．

7 胆　石

胸痛の他に右季肋部痛，腰痛・肩こりを自覚する．腹部超音波検査が頻用され発見率が高い．

8 帯状疱疹

強い胸痛を自覚するが，局所痛で肋骨に沿った帯状の痛みである．発疹が出現して確診される．

9 過換気症候群

過換気を起こすと二次的に胸痛が出現する．過換気の改善により胸痛が消失すれば過換気

症候群の診断となる．また手足の痺れを伴うことが多い．

ただし，急性心筋梗塞による強い胸痛のため不安になって過換気を合併していることもある．

E 急性心筋梗塞の治療

急性心筋梗塞の治療の目的は急性期死亡の回避と長期予後の改善である．治療法には薬物療法を含む初期治療と再灌流療法を含む侵襲的治療〔経皮的冠動脈形成術 percutaneoues coronary intervention（PCI），冠動脈バイパス術 coronary artery bypass grafting（CABG），大動脈バルーンパンピング intra-aortic balloon pumping（IABP）・経皮的心肺補助 percutaneous cardiopulmonary support（PCPS）などの補助循環〕がある．急性心筋梗塞に対する早期の再灌流療法と，起こりうる合併症を予測し予防に努め，合併症が発生した際に迅速に適切な治療を行うことが必要である．

1 初期治療

a．安静療法

臥床安静にすることにより，心仕事量や心筋酸素消費量を減少させ，心負荷の軽減を図り，梗塞巣の拡大を予防する．

b．薬物治療

胸痛を訴える場合はニトログリセリンの舌下またはスプレーの噴霧を行う．ニトログリセリンは冠動脈を拡張させ，左室壁内層の心筋へ血流を向かわせる働きがある．また，左室圧を減圧させるなどして，心筋の負担を軽減させる作用がある．

ニトログリセリンの効果がなく強い胸痛を生じている場合は，積極的に鎮痛を図っていく．その場合は塩酸モルヒネが有効である．塩酸モルヒネは鎮痛薬であるばかりか，恐怖心を取り除き，平静を保たせ，余計な緊張を起こさせないようにするため，心臓の負担を軽減させることが期待できる．また末梢血管拡張薬としての働きもあるため，これにより心臓の負担を軽くし，肺うっ血も軽減され呼吸苦も軽快する．

c．酸素療法

心不全・肺うっ血のため，また合併症のない心筋梗塞でも動脈血酸素分圧が低下することが多く，通常は少量の酸素吸入を行う．

重症心不全・肺水腫などを生じた場合は，気管内挿管や機械的換気を必要とする

2 再灌流療法

再灌流療法とは，血栓性閉塞により途絶した冠血流を再開させることをいう．再灌流療法の目的は ●心筋壊死の伸展を阻止 ●心筋梗塞巣の縮小および心機能の保持 ●心不全や致死的不整脈を予防 ●生命予後の向上，である．

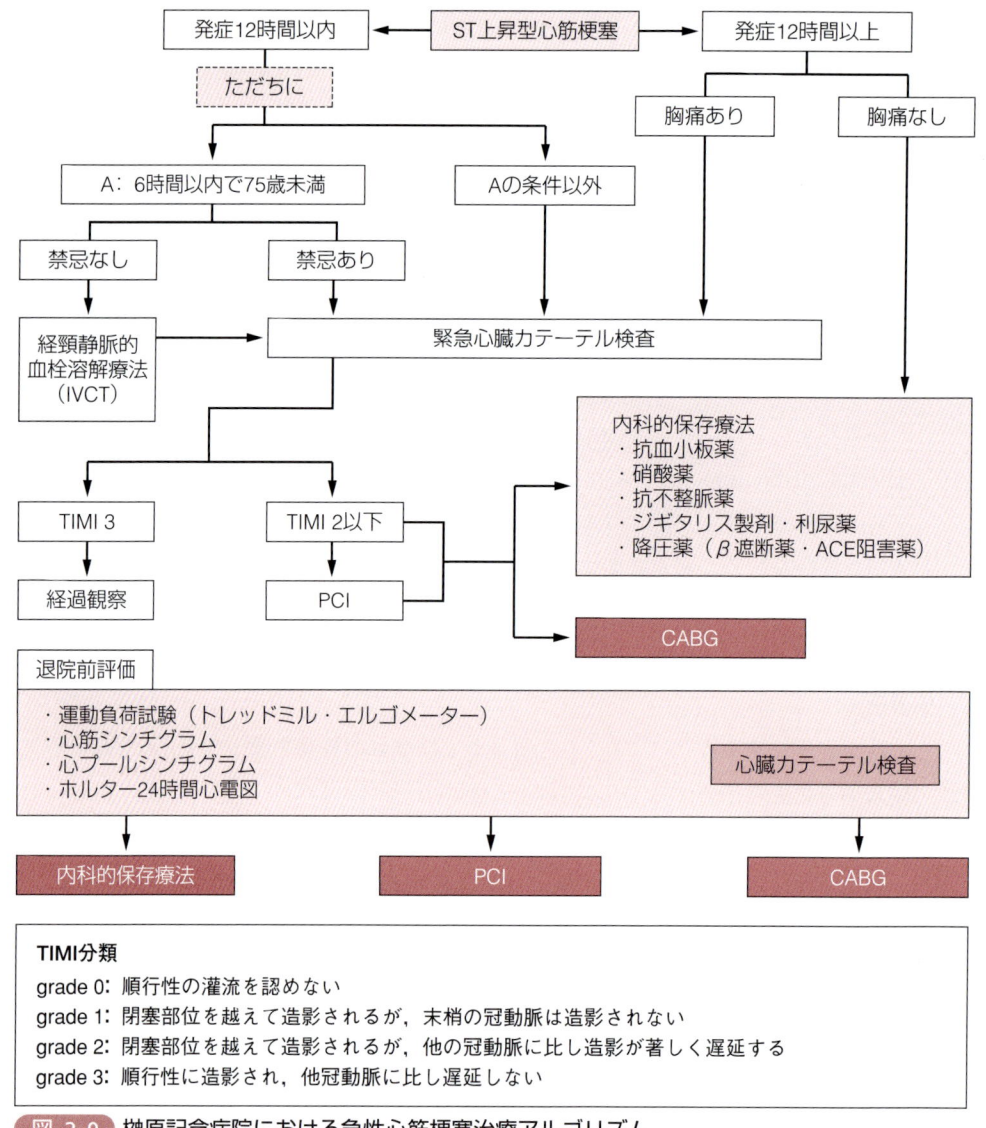

```
                    ┌─────────────────┐
発症12時間以内  ←─  │ ST上昇型心筋梗塞 │  →  発症12時間以上
                    └─────────────────┘
```

図 2-9 榊原記念病院における急性心筋梗塞治療アルゴリズム

TIMI分類
grade 0: 順行性の灌流を認めない
grade 1: 閉塞部位を越えて造影されるが，末梢の冠動脈は造影されない
grade 2: 閉塞部位を越えて造影されるが，他の冠動脈に比し造影が著しく遅延する
grade 3: 順行性に造影され，他冠動脈に比し遅延しない

再灌流療法には，薬物による血栓溶解療法と経皮的冠インターベーション（PCI）がある．図 2-9 に榊原記念病院における急性心筋梗塞の治療指針を示す．

a．薬物による血栓溶解療法

血栓溶解薬によりフィブリンを溶解する．経静脈的投与（IVCT）と冠動脈的投与（ICT）がある．

b．経皮的冠インターベーション（PCI）

血栓溶解療法との比較では PCI のほうが死亡率，再梗塞率ともに有意に低下する．詳細は §2-4．冠動脈カテーテル治療と看護（47 頁）参照．

3 合併症管理

a．心不全

　　利尿薬を投与し，尿量を増加させ肺うっ血を軽減させる．硝酸剤は冠動脈を拡張させ，左室壁内層の心筋へ血流を向かわせる働きがある．また，左室圧を減圧させるなどして，心筋の負担を軽減させる作用がある．

　　塩酸ドブタミンや塩酸ドパミンは，心収縮力を高め，心拍数を回復させ，尿量を増やして肺うっ血を軽減させる．

b．心原性ショック

　　aに加えて血圧上昇のためにノルアドレナリンを使用する場合がある．また大動脈バルーンパンピング intraaortic balloon pumping（IABP），経皮的心肺補助 percututaneous cardiopulmonary support（PCPS）を用いて補助循環を行うこともある．

c．重症不整脈

　　心室細動（VF）は心筋梗塞による最大の原因であり，VF発生時にはただちに心肺蘇生と電気的除細動が必要である．血圧低下や心不全につながる心房細動の場合も同様に電気的除細動が必要になる．完全房室ブロックは硫酸アトロピンが有効となるが，無効の場合一時ペーシングが必要になる．

d．心破裂

　　心源性ショックや心室細動とともに致死的な重大合併症であり，この予防には血圧上昇を避けることが第一となってくる．

F　看護の実際

症例提示

症　例　56歳，男性

社会的背景　配送会社で配達の仕事をしている．

既往歴　糖尿病を4年前に指摘され教育入院した経緯があるが，最近は通院を中断している．

家族背景　独身，母親と2人暮らし．父親は5年前に心筋梗塞で他界．兄弟は姉がいる．

入院までの経過

　　これまで心疾患を指摘されたことはない．しかし，仕事で重い荷物を抱えて階段を昇ったときに胸が苦しくなる感じは自覚していたが，しばらく休むと症状は軽快していたのでそのまま放置していた．

　　2☆☆☆年6月27日午前10時配達の仕事中にこれまでよりも強く息苦しさと胸痛を自覚したが，我慢をして配達の仕事を続けた．昼食は胸痛のため何も食べることができなかった．午後14時ころまで安静にしていたが軽快傾向にないため救急車要請した．

当院到着時胸痛持続．救急外来で装着したモニター心電図で ST-T 上昇を認め，AMI の疑いにて午後 15 時 CCU 入室となる．

入院時診断および所見

入室時胸痛 8/x，ベッドフラットにて呼吸困難感あり．末梢冷感あり皮膚浸潤あり．血圧 148/114 mmHg，脈拍 104 回/分，洞調律，PVC が単発で出現している．呼吸回数 24 回/分．CCU 入室時の心電図検査でⅠ・aV$_L$・V$_1$〜V$_4$にて ST-T 上昇とⅡ・Ⅲ・aV$_F$ で ST-T 低下を認めた．V$_1$〜V$_3$では R 波が減高し Q 波の出現を認めた．

血液生化学的マーカーは，CK 516 IU/l，CK-MB 108 IU/l，トロポニン T 陽性．心臓超音波検査では広範囲前壁で壁運動の低下（hypokinesis）を認めた．また左室駆出率（LVEF）は 35％であった．心嚢液の貯留なし．明らかな弁膜症の存在なし．

救急車内においてフェイスマスク 3 l で酸素投与開始されていたが，入室時酸素飽和度 93％であり入室後フェイスマスク 6 l に酸素流量をアップした．フェイスマスク 6 l 酸素投与下で，pH 7.450，PaCO$_2$ 27.0 torr，PaO$_2$ 100.0 torr，HCO$_3$ 18.8 mmol/l，ABE －3.0 mmol/l　胸部 X 線上 CTR 51％，肺うっ血あり，胸水貯留なし．

入院後の治療経過

これら臨床所見から AMI と診断．胸痛と呼吸困難感に対して塩酸モルヒネを投与し鎮痛を図った．また出血性素因がないことを確認しバイアスピリン®を噛み砕き内服，パナルジン®，プレタール®を内服した．問診から発症は午前 10 時と考えられ，発症 6 時間以内であり経静脈的血栓溶解療法（IVCT）の適応ありと判断されソリナーゼ®の静注が行われた．ソリナーゼ静注後 R on T 様の PVC が散発しリドカインの静注を行い PVC は減少した．ただちに血行再建が必要と判断され緊急カテーテルとなった．冠動脈造影検査を施行した結果 RCA ♯1 が完全閉塞（CTO），LAD ♯6 が 99％狭窄しており多量の血栓を認めた．LAD ♯6 が今回の責任病変と判断し引き続き♯6 に対し血栓吸引を施行した後ステントを留置し，合併症なく終了．右大腿動脈に動脈シースを留置し CCU に帰室した．

経皮的冠動脈形成術（PCI）後の心臓超音波検査では前壁で壁運動の異常（dyskinesis）を認めた．血液生化学的マーカーはクレアチニンキナーゼ（CK）が CCU 入室 9 時間後に 3775 IU/l でピークを迎えて下降した．CK の下降を確認し動脈シースを抜去した．PCI 後尿量が乏しく入院前までの経過で食事や飲水をほとんどしていないことから脱水傾向にあると判断され，多量の補液を行う．それと同時に前・後負荷の軽減のためハンプ®の持続点滴が開始された．その後も尿量が得られず，翌日の胸部 X 線写真では肺うっ血所見の増悪を認め，四肢の浮腫も認めるようになった．PCI 後も末梢の冷感強く皮膚の浸潤も認めていた．心不全の増悪と判断されハンプ®の持続点滴は中止し，ドブトレックス®の持続点滴とラシックスの静注を行った．

1 看護過程の展開

看護目標	①心臓への負担を最小限に抑え，収縮力が低下した心筋の仕事量を抑制し，心筋の壊死を小範囲にとどめる ②合併症の発生予防と監視 ③側副血行路の発達を促すため，リハビリテーションを進めていく
看護診断とアセスメント	＃1　急性心筋梗塞発症による組織循環の変調（心拍出量の減少） 急性心筋梗塞発症により心筋の障害が起こり心拍出量の減少を招いている．その結果各臓器に必要な血液の循環ができない，組織循環の減少に伴う組織の低酸素状態になっている．心身ともに安静を保ち，心臓の仕事量を減らし，心筋酸素消費量を抑えることで心筋の壊死を小範囲にとどめ心拍出量の改善をはかり，組織への酸素供給を改善させるよう看護していく必要がある．またこの患者はEF35％と低心機能であり，急激な体液の減少はLOS（low output syndrome，低心拍出症候群）に傾く可能性があるため，緩徐な除水が必要であり，水分出納バランスと循環動態の変動，LOS徴候がないかも併せて観察していく必要がある． ＃2　合併症の存在（心不全） 責任血管は＃6左前下行枝（LAD）である．LADの梗塞によって生存心筋量が減少し左室収縮機能障害を生じて全身の需要に見合うだけの血液が駆出できなくなり，その代償機序によって末梢血管の収縮や左室充満圧の上昇，肺うっ血をきたし心不全症状が出現する．さらに増悪すると心原性ショックの状態となり生命の危機的状態に陥る可能性がある． 心不全を合併すると心拍出量の低下や，肺うっ血や胸水の貯留によりガス交換の障害が起こる．その結果低酸素血症となり各臓器に必要な酸素供給が保てない状態になる．そのため身体的苦痛が強くなり活動耐性も著しく低下する． したがって異常を早期に発見し適切な対応を行うことが心臓の仕事量を減らし，酸素消費量を抑えることに繋がり，苦痛を緩和することになり非常に重要になる． ＃3　胸痛に関連した安楽の変調 冠動脈の血流が減少し，心筋に酸素が供給できなくなることで胸痛を引き起こす．また心不全を合併したことで呼吸困難感も自覚している．胸痛や呼吸困難感の持続は精神的動揺をも引き起こし，呼吸回数，血圧，心拍数の上昇をまねくため，さらなる心臓の仕事量を増やす可能性がある．心身の安静を保ち，苦痛の緩和に努めることが必要である． ＃4　治療に関連した安静による苦痛 この時期は臥床安静にすることにより，心仕事量や心筋酸素消費量を減少させ，心負荷の軽減を図り，梗塞巣の拡大を予防することが必要になる．しかし患者は胸痛が改善し自覚症状が軽快すると治癒したと考え活動しようとすることがある．また右大腿動脈に動脈シースを留置しており出血や血腫形成のリスクが高く，活動の制限が必要である．この活動の制限により腰背部痛が出現しやすく苦痛を伴う．患者は苦痛で安楽な体位をとろうと動いてしまう可能性がある． 心筋梗塞の急性期は心筋が脆弱しており，このような状態で心仕事量を増やし心筋酸素消費量が増えると心不全や心筋破裂に至る可能性がある．またCCUという特殊な環境におかれ機械の音や心電図モニターの同期音などで十分な休息が図れない可能性が高い．十分な休息が図れないことは，CCUシンドロームを招いてしまうなどの結果として心仕事量を増やしてしまうことにもなりかねない． 患者が感じている安静による苦痛を十分に理解した上で患者の立場にたって苦痛を取り除き，休息が図れるようにしていくことが必要である． ＃5　急性心筋梗塞の発症による死の恐怖や予後が不明なことへの不安 患者は56歳と壮年期にあり，独身で母親と2人暮しということを考えると今後社会復帰ができるのかは，今後の生活に関わる非常に重要な問題であり不安の材料である． 患者の社会的背景と現在の患者の心理状態を把握し，その時期に適した対応を行い不安や恐怖の軽減を行う必要がある．

2 看護の結果

#1 急性心筋梗塞発症による組織循環の変調（心拍出量の変調）

　　ドブトレックス®の持続点滴開始後，循環動態の改善が認められるようになり，処置や看護援助を実施する際には，十分な間隔をあけて行ったが，3病日目でも，安静時の心拍数が110〜120台/分であり，セロケン®の内服が開始された．5病日目には安静時の心拍数が80台となり，さらなる合併症の併発がなく経過したので，トイレ歩行負荷テストを行い，循環動態の変調がないことを確認しCCUを退室した．

#2 合併症の存在（心不全）

　　PCI終了時にもじっとしていられないような倦怠感を訴えていたが，ベッドアップし安楽な体位がとれるようにし，呼吸負荷がかからないように努めたところ，症状は徐々に改善した．また，ラシックスの静注により尿量が得られるようになり，胸部X線写真でも，肺うっ血所見は改善傾向となり，3病日目より，酸素投与を徐々に減量したが，酸素飽和度の低下はなく呼吸困難感の訴えはなかった．安静時の心拍数は110〜120と頻脈であったが，呼吸状態が改善したため，半固形食より開始した．

　　その後，心不全症状の増悪がないことを常に観察しながら，常食に変更するとともに，安静度の拡大を行ったが，心不全の再燃なく経過した．

#3 胸痛に関連した安楽の変調

#1 急性心筋梗塞発症による組織循環の変調（心拍出量の変調）	#2 合併症の存在（心不全）	#3 胸痛に関連した安楽の変調
O-P ①バイタルサイン（血圧，脈拍数，調律，呼吸回数，体温） ②意識レベル ③胸痛の有無と程度，発症時間と持続時間 ④心電図モニターの監視　重症不整脈の有無 ⑤12誘導心電図（ST-T変化，経時的変化） ⑥血液データ（血液生化学的マーカーの経時的変化，貧血，炎症所見） ⑦心臓超音波検査（壁運動異常の有無と部位，心機能） T-P ①苦痛を軽減する援助（安楽な体位の工夫など） ②心負荷を避けた日常生活の援助を行い酸素消費量の軽減を図る（他力体位変換の実施，CCUシンドロームの予防） ③症状緩和のための確実な薬物療法の	O-P ①末梢循環の状態（四肢の冷感，チアノーゼの有無，冷汗） ②呼吸状態（呼吸パターン，呼吸音，咳嗽や喀痰の有無） ③酸素飽和度，動脈血ガス分析データ ④胸部X線写真（肺うっ血所見，胸水貯留の程度など） ⑤水分出納バランス ⑥浮腫の部位と程度 ⑦LOS徴候の有無（嘔気やそわそわ落ち着かない，血液データ肝機能や腎機能の値） T-P ①超急性期を脱したら，医師の指示のもと活動を徐々に増加させその活動の耐性を高める． E-P #1と同様	O-P ①患者の訴えと表情 ②鎮痛・鎮静薬を使用した場合効果の有無 T-P ①心身の安静を保ち疼痛を緩和するために塩酸モルヒネなどの鎮痛薬使用の是非を考え医師の指示のもと投与する． ②苦痛がある場合はすぐに薬や体位の交換などを行うことを伝え，我慢をさせないように配慮し声かけを行う．苦痛が治まるまでなるべく患者の傍にいる． ③休息がとれるような環境の調整を行う． ④活動が制限されていることによりセルフケアが低下しているため身の周りの援助を行う． ⑤安静度に応じた看護援助（清潔ケアや日常生活の援助）の計画を立てる． E-P

実施 ④確実な酸素投与 ⑤精神面の援助 ⑥緊急薬品の準備，気管内挿管の準備 ⑦除細動器の準備 E-P ①現状の説明，治療の必要性と注意事項を説明し協力を得る． ②症状出現時はすぐにナースコールでよぶよう説明 ③二重負荷を避けた活動を行い，活動は徐々に増やしていくように指導する．	①苦痛がある場合に限らず，いつでも看護師をよんでよいことを伝え，我慢をしないように説明する．

♯4 治療に関連した安静による苦痛	♯5 急性心筋梗塞発症や予後が不明なことへの不安
O-P ♯1①〜③，♯2，♯3①②と同様 ①腰痛や背部痛の有無と程度 ②安静度が守られているかの患者の行動や言動 T-P ♯1①〜⑤，♯2，♯3と同様 ①活動の制限による苦痛の軽減．腰部や背部のマッサージや湿布剤の使用，鎮痛薬使用の是非を考え医師の指示のもと投与． ②入眠援助（環境の調整や，必要時睡眠薬を使用） ③疼痛が落ち着いた時点でCCUの環境のオリエンテーションを行い，理解が得られるようにする． ④病状に応じて，可能ならテレビやラジオ，読書ができるように調整する． E-P ①♯1，♯3と同様	O-P ①恐怖や心配の言葉 ②緊張した表情，声のふるえ，顔面の蒼白，紅潮 ③息苦しさの増強，発汗，頻脈，そわそわ，いらいらなどや治療・看護への拒否言動の有無 ④家族構成と患者の家族内での位置，役割，キーパーソンの有無 T-P ①不安を訴えたとき話を傾聴し，受容的な態度で接する． ・不安の原因を明らかにするために十分なコミュニケーションをとる． ・患者の状況に応じて家族の面会を考慮する ②検査や処置，看護援助を行うときは必要性や内容を説明する． ③頻回に患者との接触をはかり，落ち着いた態度でケアする． ④病態や治療計画，予後に対する医師の説明を補強し，患者が納得をして治療が受けられるようにする． E-P ①不安なことやわからないことがあればいつでも訴えるように説明する． ②必要に応じて家族の協力を得る．

♯4 治療に関連した安静による苦痛

　PCI当日はほとんど休息がとれなかったため，ベッドサイドの灯りや周りの環境を調整し，日中に数時間の睡眠が得られ，「楽になった」という言動が聞かれた．

　3病日目に「もう歩けると思うんだけど，いつも機械がポンポン鳴って気になるし，あの音聞くと気が変になりそうだよ．」という訴えがあり，病状の理解や安静の必要性が理解できていないと思われたため，医師から病状の説明と現在の治療計画を説明してもらった．また，心電図モニターを示しながら，体動などの軽労作で容易に脈拍が上昇することを説明し，治療（安静や酸素療法も含め）の必要性と協力が得られるように指導した．一方，CCU内の半

個室に移動し，テレビ観賞ができるようにし，家族に新聞を購入してもらい気分転換をはかった．また夜は睡眠導入剤を使用し，入眠できるようにし熟眠感を得ることができた．

#5 急性心筋梗塞発症や予後が不明なことへの不安

当初，看護師に対して，質問や問いかけに対する応答はほとんどなく，表情は固く眼を合わせようとはしなかった．そこで，患者に家のことや仕事のことで気になることがあるのではと聞くと，母親を1人にしていることの不安や仕事を途中で中断したことで解雇されるのではという不安があるという言動があった．母親と姉は，2病日目の面会時に患者の顔をみただけでほとんど会話をすることはなかったため，姉に患者のもっている不安を伝え，母親は患者が入院中は姉の家に滞在すること，仕事先には姉から連絡してあり療養休暇となっていることを姉から面会時に伝えてもらった．結果，緊張した表情も穏やかになりその後は患者から話しかけてくるようになった．

おわりに

急性心筋梗塞の治療は，発症初期の合併症を予防することと，治療に伴う合併症を予防，あるいは早期発見することが非常に重要であることを述べてきた．CCU看護師は，常に患者の傍にいることからも誰よりも先に異常をキャッチすることができる．アンテナを高くし五感を有効に使って観察を行い，ときには看護師にしかない第六感も使い，異常を早期に発見することが課せられている使命である．

また特にCCUでは医師・コメディカルとのチームワークが不可欠であり，チームワークを発揮できることが患者の救命に繋がる．そのためには互いの役割を尊重し，日頃から良好な関係を保てるようなコミュニケーションを図ることが重要である．

CCUという救命と集中治療の場において何が大事で，何を必要としているか，そしてはたすべき看護師の役割は何かを常に考えよう．価値観は人それぞれで，患者それぞれが考える幸せは当然違うものである．看護師の尺度で物事をみるのではなく，患者とその家族にとっての幸せを考え，そこに道案内ができる看護師となれるようにともに頑張っていこう．

■文献■

1) 国立循環器病センター看護部，編著．CCU看護マニュアル．大阪：メディカ出版；2001．p.36-40.
2) 住吉徹哉，監．循環器看護ポケットナビ．東京：中山書店；2008．p.162-5.
3) 東京都済生会中央病院循環器センター看護部，編著．心疾患テクニカルチェック―クリニカルパスにみるナーシングケア．大阪：メディカ出版；2003．p.3-6.
4) 永井良三，三田村秀雄，川名正敏，編．心臓病 専門医にきく最新の臨床．東京：中外医学社；1998．p.162-3.
5) 循環器病の診断と治療に関するガイドライン．川崎病心臓血管後遺症の診断と治療に関するガイドライン（2008年改訂版）．日本循環器学会学術委員会合同研究班班長 小川俊一．2008．p.11-4.

〈村上富美恵〉

2 虚血性心疾患
3 不安定狭心症の治療と看護

　狭心症 angina pectoris（AP）とは冠動脈の狭窄やれん縮（spasm：スパスム）により冠血流が減少することで心筋の必要とする酸素を十分に供給できずに，一過性の心筋虚血が起きた状態をいい，原則として心筋の壊死状態までに至っていない病態を示している．
　冠動脈の器質的狭窄が存在し，労作により心筋酸素需要が高まると，それに酸素供給が追いつかず，一過性の心筋虚血を生じ痛みが現れる．
　心筋酸素需要は心拍数・心筋収縮力・壁張力の増大で亢進し，酸素供給は冠血流の増大・冠動静脈酸素較差の増大により増える（図2-10）．
　不安定狭心症とは，いままで労作でしか起きなかった狭心症発作が安静時にも生じるようになり症状の増悪がみられる場合をよぶ．
　例外的に，器質性狭窄に冠れん縮が加わり，冠状動脈の血流が低下することによって心筋虚血が引き起こされる，冠れん縮性狭心症とよばれるものもある．

A 狭心症の分類

　狭心症は多彩な病像を包括する症候群なので，1つの分類方法で病像の的確な整理はなされない．分類には，発作の誘因，臨床経過，発生機序からみた分類がある（表2-6）．

B 症　状

　前胸部の締め付けられるような痛み（絞扼感や圧迫感），灼熱感，不快感が主症状である．痛みは前胸部が最も多いが他の部位にも生じることもある．心窩部から頸部や左肩へ向かう

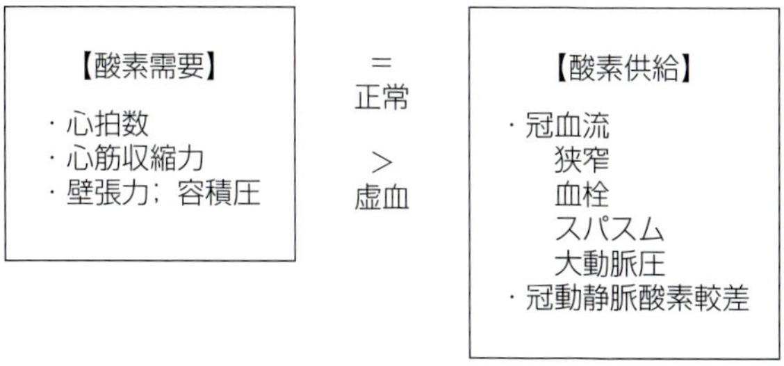

```
【酸素需要】        ＝       【酸素供給】
・心拍数           正常      ・冠血流
・心筋収縮力        ＞          狭窄
・壁張力；容積圧    虚血         血栓
                             スパスム
                             大動脈圧
                          ・冠動静脈酸素較差
```

図 2-10　心筋虚血の発生機序

表 2-6 狭心症の分類

A．発作誘因

1. **労作性狭心症**
   安静時には狭心症状がなく，労作時のみに症状が出現する．ほとんどの場合，歩行をやめたり，階段の途中で一息つくと胸痛は消失するが，それでも消失しない場合ニトログリセリン錠を1錠舌下すると数分以内に症状がとれる．労作さえ行わなければ，発作が生じない状態で病状が安定している場合，安定労作性狭心症ともよばれる．
   労作性狭心症の分類は，カナダ心臓血管学会（CCS: Canadian Cardiovasucular Society）の重症度分類がある（表 2-7）．

2. **安静時狭心症**
   寝ているときや安静にしているときに起こる狭心症である．この分類には，冠れん縮性狭心症とそれより生命の危険性が高い不安定狭心症がある．

B．臨床経過

1. **安定狭心症**
   狭心症状が最近 3 週間なく安定しているもの．

2. **不安定狭心症**
   最近 3 週間以内に次の 3 つの変化があるもの．①新しく発症した狭心症，②次第に発作の頻度・程度などが増悪してくる狭心症，③安静時にも胸痛を自覚する狭心症で，心筋梗塞に移行する場合がある．不安定狭心症の最重症型を切迫心筋梗塞ともいう．不安定狭心症の重症度分類はブラウンワルド（Braunwald）分類がある（表 2-8）．

C．発生機序

1. **器質性狭心症**
   冠動脈の器質的狭窄により心筋血流が低下して起こる狭心症である．
   器質的狭窄の原因は，主に動脈硬化（アテローム性粥腫）で，粥腫（プラーク）の破綻とそれに引き続く血栓形成である（図 2-11）．

2. **冠れん縮性狭心症（異型狭心症）**
   冠動脈のれん縮（spasm）により（図 2-12），心筋の血流が低下して起こるもので，主に夜間・早朝に胸痛を認め冠状動脈造影上は有意な狭窄がないか，あっても軽度の狭窄のみである．発作時の心電図で ST 部分が上昇し心筋梗塞の初期状態に似ているが，発作が消失すると正常の心電図に戻る．

表 2-7 CCS 分類

1 度	歩いたり，階段をのぼったりするような通常の労作では狭心症は起こらない．仕事やレクリエーションでの激しい長時間にわたる運動により，狭心症が出現する．
2 度	日常の生活のわずかな制限がある．①急いで歩いたり，②急いで階段をのぼったり，③坂道をのぼったり，④食後，寒い日，風の日，感情的にイライラした時，起床後数時間の間に歩いたり，階段をのぼると狭心症が起こる．3 ブロック以上歩いたり，1 階から 3 階まで普通の速さでのぼると，狭心症が起こる．
3 度	日常生活の著明な制限がある．70〜100 m 歩いただけで狭心症が生じ，1 階から 2 階にのぼるだけで，狭心症が生ずる．
4 度	どのような肉体活動でも狭心症が起こる．安静時に胸痛があることもある．

（吉田俊子．系統看護学講座 専門 7 成人看護学 3．東京：医学書院；2006．p.107）

放散痛，心臓と同じ神経が支配しているため歯痛，肩甲部・上肢などの疼痛やしびれなどがみられる．冠れん縮性狭心症では，動悸や眼前暗黒感，失神をきたすこともあるため注意が必要である．労作によって生じた狭心痛は，安静により数分以内に消失し，安静狭心症でも

表 2-8 不安定狭心症の分類（Braunwald 分類）

	A：二次性不安定狭心症 心筋虚血を憎悪させる心臓以外の原因がある場合	B：一次性不安定狭心症 心臓以外に虚血を憎悪させる原因のないもの	C：梗塞後不安定狭心症 急性心筋梗塞発症後 2 週間以内のもの
I：新規発症の重症狭心症または憎悪する狭心症；安静時狭心症はない	I A	I B	I C
II：発症後 1 カ月以内の安静時狭心症で，最近 48 時間は発作のないもの（亜急性安静時狭心症）	II A	II B	II C
III：最近 48 時間以内の安静時狭心症（急性安静時狭心症）	III A	III B	III C

重症狭心症の新規発症とは，2 カ月以内に新規に発症し，発作が 1 日に 3 回以上の狭心症である．二次性とは，貧血，発熱，低血圧，頻脈，甲状腺機能亢進症などの心外因子によって出現する．
治療状況によって 3 群に分類される．
1）未治療もしくは最小限の狭心症治療中
2）一般的な安定狭心症の治療中（通常の β 遮断薬，長時間持続型硝酸薬，Ca 拮抗薬）
3）ニトログリセリン静注を含む最大限の虚血に対する内科治療を行っている者

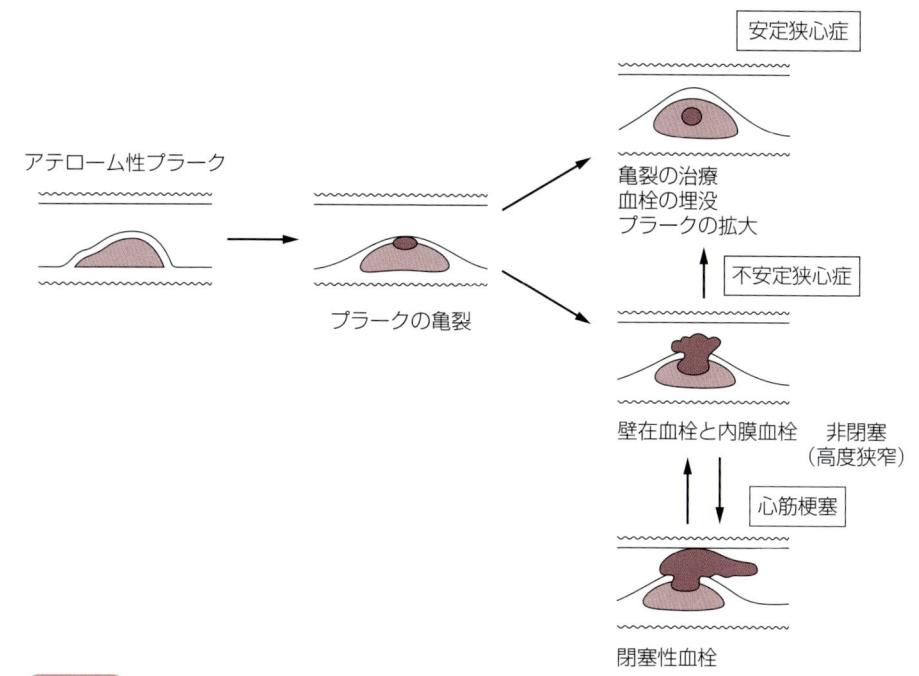

図 2-11 粥腫の破綻と血栓形成
（吉田俊子．成人看護学 3 循環器疾患患者の看護．東京：医学書院；2006．p.109 改変）

3．不安定狭心症の治療と看護

図 2-12 冠れん縮

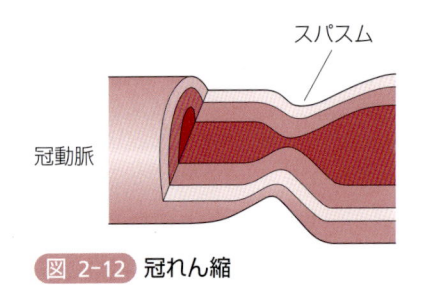

表 2-9 鑑別を要する痛みの特徴

①5 秒以下，あるいは 20～30 分以上の症状
②1 回深呼吸することにより起きたり増悪したりする不快感
③数秒間横になることによって改善する不快感
④体幹や腕を 1 回動かすことによって起こる不快感
⑤水を飲むことによって数秒以内に改善する不快感
⑥胸壁の圧痛を伴う痛みなど
⑦秒単位で起きる，鋭い，刺すような，焼けるような痛み
⑧30 分以上の鋭い持続性胸痛

胸部に痛みがあった場合，急性大動脈解離，急性肺塞栓，急性心膜炎，急性心筋炎，気胸，胃潰瘍などとの鑑別が必要である．

10～15 分で緩解することがほとんどである．狭心痛には，ニトログリセリンの舌下錠がただちに有効であることが多い．しかし，表2-9に示すような特徴があると鑑別を要する．

1）急性大動脈解離は，突然発症し激痛で背部や腰部痛を伴い，血圧の四肢圧差や胸部 X 線で縦隔の拡大，CT 上で解離内膜や心嚢水や胸水が認められる．

2）急性肺塞栓は，胸苦しさや息苦しさを訴え，心電図はS1Q3T3パターンの所見がみられる．確定診断のためには，肺血流シンチグラムや肺動脈造影が有用である．

3）急性心膜炎は，発熱や動悸で始まり，胸痛は呼吸や咳で増強したりする．発症初期に心膜摩擦音がきかれることが多い．

4）急性心筋炎は，発熱や筋肉痛・頭痛などの全身症状が強く現れる．心電図では，非特異的ST-T変化がみられることが多く，一過性の房室ブロックや心室性の不整脈がみられる．

5）気胸は，呼吸困難感や乾性咳嗽を認め痩せた若年男性に多い．X線上胸壁から乖離した臓側胸膜を認め虚脱した肺が確認される．

6）胃潰瘍や逆流性食道炎は，食事の前後で疼痛が生じることや，痛みの持続時間が一般的に長いことが多い．

7）心臓神経症と称されるものとしては，不安神経症やパニック障害などがある．精神的な不安感とともに，動悸感，めまい，頭痛，呼吸困難を訴え狭心症との鑑別が非常に難しい．ヒステリー性格の女性に多く多彩な愁訴がある．

ニトログリセリンの舌下投与の反応は狭心症の診断根拠となる．心筋梗塞の場合はニトログリセリンが効かない．痛みの性状・持続時間，合併する症状などを考慮して，心外性の胸痛と狭心痛を区別することは通常可能である．典型的な狭心痛は徐々に始まり，数分間で最高になり，消失していく．痛み誘発する行動を中止することによって治るのが原則である．

C 検査

1 標準 12 誘導心電図

　発作中の心電図が記録できれば，診断に非常に有用である．発作中の心電図所見は，ST の低下，ST の上昇（冠れん縮性狭心症，不安定狭心症），T 波の陰転化などがある．合併する伝導障害のなかで，完全左脚ブロックは ST-T 変化や Q 波が現れていないため診断を困難にする．心室中隔が障害される場合には右脚ブロックと左脚前枝ブロックを合併する頻度が高い．安定労作狭心症などでは，外来受診時の心電図は正常なことが多い．

2 血液検査

　不安定狭心症では，心筋逸脱酵素の上昇はない．

　心筋梗塞発作後に上昇する心筋逸脱酵素は，クレアチンキナーゼ creatine kinase（CK）・心筋特異性のある CK-MB，（基準値上限の 2 倍以上の上昇），アスパラギン酸アミノトランスフェラーゼ aspartate aminotransferas（AST），乳酸脱水素酵素 lactate dehydrogenase（LDH），心筋トロポニン T，ミオグロビン，ミオシン軽鎖，心臓型脂肪酸結合蛋白がある．

　持続する胸痛がある場合は，経時的に採血をして心筋逸脱酵素の上昇がないか確認をする．心不全や肺梗塞などでは動脈血ガス分析で血中酸素濃度の低下がある．

3 心エコー

　心臓の形態評価や血行動態評価を，ベッドサイドで非侵襲的に簡便に行うことができる．心筋梗塞では，安静時に局所的壁運動異常が検出できるが狭心症でもみられることもある．薬物負荷中や直後に狭心症の発現する前から壁運動異常がみられることがある．

4 胸部 X 線

　非侵襲的かつ簡便に検査ができる．胸痛の鑑別診断のスクリーニングと心不全の有無を確認する．心不全では，心胸郭比 cardiothoracic ratio（CTR）の拡大やうっ血や胸水・葉間胸水がみられる．

5 冠動脈 CT

　マルチスライス CT（computed tomography）で冠動脈狭窄の診断に使用されている．経静脈的に造影剤を投与し，数秒息を止めてもらい CT を撮影する．画像処理できわめて明瞭な冠動脈の解剖が描出される．カテーテルを用いないため合併症も少なく今後カテーテル検査による冠動脈造影にとって代わる検査である．造影剤（ヨード）アレルギーは絶対的禁忌，気管支喘息の既往は相対的禁忌である．

❻ 運動負荷心電図

　虚血性心疾患のスクリーニングや診断ができる．不安定狭心症では禁忌である．無症候性あるいは病歴から判断しにくい症例で，虚血性心疾患を除外しなければならないような場合には，まず運動負荷心電図を施行する．負荷法としては，マスターのツーステップテストや自転車エルゴメーター，トレッドミルを使用する方法が行われる．最近では，ブルース法によるトレッドミル試験が一般的に用いられている．3分ごとにトレッドミルの傾斜と速度を上げ，年齢・性別で決められた予測心拍数に達するか，あるいは狭心症や有意なST変化が出現するまで検査を行う．負荷中の典型的狭心症状の出現に加えて，ST-T変化がみられる場合には，診断は確定的となる．

❼ 24時間心電図（ホルター心電図）

　ホルター心電図は日常生活中のSTの解析や夜間の冠れん縮性狭心症の発作時のST上昇の検出に優れている．胸痛発作時にST変化が出現していれば診断の有力な証拠になる．

❽ 核医学検査

　血流・代謝・交感神経機能など種々の心臓機能を画像化でき，運動あるいは薬剤負荷の併用により心虚血の診断ができる．放射線医薬品を用いて非侵襲的に行える．タリウム（^{201}Tl）・テクネチウム（^{99m}Tc-MIBI，^{99m}Tc-tetrofosmin）は，心筋虚血の有無や心筋 viability（生存心筋）の診断，罹患冠動脈の推定に利用される．

❾ 心臓カテーテル検査

　狭心症の診断と予後の判定では，胸痛は種々の非侵襲的検査の組み合わせで充足される場合が多い．しかし，虚血性心疾患の確定診断と病変の解剖学的重症度，心機能評価のためには，冠状動脈造影と左室造影が不可欠である．冠状動脈造影からは，冠動脈の1枝・2枝・3枝病変あるいは左主幹部病変の診断，側副血行路の存在，経皮的冠動脈形成術 percutaneous coronary intervention（PCI）や，冠動脈バイパス術 coronary artery bypass grafting（CABG）の治療の可否などについての情報が得られる．左室造影からは，壁運動異常の局在と程度，駆出率からみた左心機能を判定する．

　安静時の壁運動異常は心筋の不可逆的障害を示し，通常は心筋梗塞を意味する．壁運動異常は，低収縮・無収縮・奇異収縮の3つに分類されるが，奇異収縮は収縮期に外側に膨隆するもので心室瘤とよばれる．左室造影により，合併する僧帽弁逆流の診断と，その原因である乳頭筋不全が確認される．

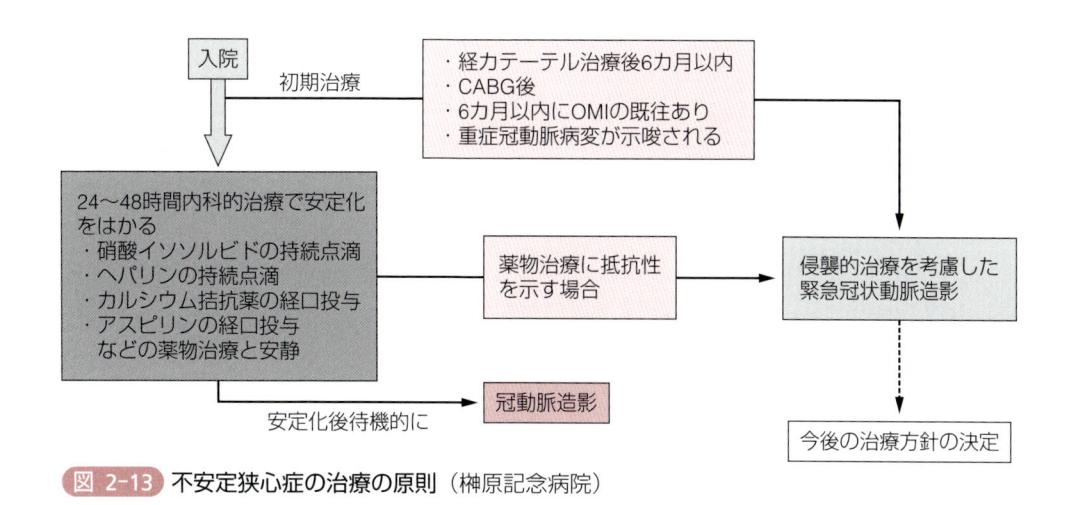

図 2-13 不安定狭心症の治療の原則（榊原記念病院）

D 治療

　不安定狭心症の治療は，心筋への酸素の需要と供給のアンバランスをいち早く改善し，血栓の形成による冠動脈の閉塞を防ぐことである．

　治療の目的は，心筋虚血のコントロールと急性心筋梗塞 acute myocardial infarction（AMI）の発症予防の2つである．そのための治療の基本は安静と酸素・薬物療法による安定化であり，これらによって改善をみない場合，侵襲的治療法を考慮する（図2-13）．

1 安定化のための治療

a．安静と鎮痛

　安静にすることで，心仕事量や心筋酸素の消費を抑え心筋虚血を予防する．精神的・身体的安静を保たせる．胸痛のある場合には，ニトログリセリンの舌下投与，またはニトログリセリンの静脈内注射を行う．治療によって虚血状態が改善された後にも，胸痛が残る場合，疼痛緩和に塩酸モルヒネを使用することもある．

b．酸素療法

　心筋虚血があり酸素需要が高いため低酸素血症がなくても少量の酸素投与をする．

c．薬物療法

　心筋虚血に対する抗狭心症薬と冠動脈内の血栓を治療する抗血栓療法や抗血小板療法などに大きく分けられる．表2-10〜12によく使用される薬を示す．

2 侵襲的治療

　安静と薬物療法で不安定狭心症のコントロールがつかない場合（表2-13）は，侵襲的治療を行う．侵襲的治療には，内科的には経皮的冠動脈形成術 percutaneous coronary inter-

表 2-10 抗狭心症薬

	一般名（商品名）	作用	副作用・使用上の注意
硝酸薬	ニトログリセリン/NTG（ニトログリセリン®） 硝酸イソソルビド/ISDN（ニトロール®）	冠動脈に対する直接的な拡張作用と静脈系に働きかけて血圧を低下させ後負荷の軽減と前負荷を軽減し酸素需要を減少させる作用がある．	副作用に頭痛，顔面紅潮，頻脈，血圧低下などがある． 漫然とした長時間の持続使用は耐性を生ずる．
他の冠拡張薬	ニコランジル（シグマート®）	冠動脈の血管を拡張し，心筋酸素量および栄養量の低下を抑える．直接的な心筋保護作用もある．冠血管れん縮抑制作用．	副作用は硝酸薬に類似． 他の抗狭心症薬と併用して使用する．
β遮断薬	プロプラノロール アルプレノロール，メトプロロールなど	血圧の上昇，心拍数の増加を抑制し，心筋酸素需要量を低下させることで発作を予防する．	冠れん縮性狭心症は増悪させることがある．心不全には使用を控えるか慎重に投与する．喘息患者には禁忌．
カルシウム拮抗薬	ニフェジピン（アダラート®） アムロジピン（ノルバスク®・アムロジン®） ジルチアゼム（ヘルベッサー®） ベラパミル（ワソラン®）など	心収縮力を低下させることによる心筋酸素需要を減少させ，末梢血管抵抗の低下による後負荷の減少，冠動脈拡張による冠血流の増加，冠れん縮の抑制作用がある．	副作用に，頭痛，顔面紅潮，めまいなどがある．

表 2-11 抗血小板薬

一般名（商品名）	作用	副作用・使用上の注意
アスピリン（バイアスピリン®）	プロスタグランジン合成の第1段階を遮断し，その結果，血液凝固物質であるトロンボキサン A_2 の生成も遮断し，血小板凝集を抑制する	
チクロピジン（パナルジン®）	血小板内の cAMP 産生を高め血小板凝集能・放出能を抑制する．	副作用に，肝機能障害，白血球減少症，血栓性血小板減少性紫斑病がある．投与開始2カ月間は，2週間ごとに採血を行う．
クロピドグレル（プラビックス®）	血小板抑制作用がある．	副作用に，出血，肝機能障害などがある．

vention（PCI）（表 2-14）や，外科的には冠動脈バイパス術 coronary artery bypass grafting（CABG）がある．

表 2-12 ヘパリン・抗凝固薬

	一般名（商品名）	作用	副作用・使用上の注意
ヘパリン	ヘパリンナトリウム（ヘパリン®）（ノボ・ヘパリン®）	アンチトロビンⅢと複合体を形成し、凝固因子の働きを阻害し、抗凝固作用がある。速効性がある。	副作用に出血、血小板減少、HITに伴う血小板減少などがある。拮抗薬に硫酸プロタミン。
経口抗凝固薬	ワルファリン（ワーファリン®）	ビタミンK作用に拮抗し、肝臓におけるビタミンK依存性血液凝固因子の生合成を抑制する。	十分な効果の出現までに36～48時間要する。副作用に出血があり、投与初期はプロトロンビン時間・トロンボテストを頻回に行う。INR 2.0を目標に増減する。拮抗薬に、ビタミンK。

表 2-13 不安定狭心症のコントロールがつかず侵襲的治療を行うケース

- 薬物療法をしても20分以上の虚血発作が続く場合
- 心筋虚血による心不全などを合併している場合
- 僧帽弁閉鎖不全症が出現したり、悪化した場合
- 低血圧により狭心症薬が十分に使えない場合
- 主要な冠動脈に75％以上の狭窄の存在が考えられる場合
- 冠動脈バイパス術後の狭心症

表 2-14 PCIの種類

バルーン血管形成術	POBA（plain old balloon angioplasty）
ステント留置術　　薬剤溶出性ステント	DES（drug eluting stent）
高回転式粥腫切除術	ロータブレータ（rotablator）
方向性冠動脈粥腫切除術	DCA（directional coronary atherectomy）
血栓吸引術	

E 看護の実際

ここでは、不安定狭心症安定化の事例を示す。

症例提示

症　例　55歳、女性
社会背景　塾講師（英語）
既往歴　48歳、子宮筋腫手術。検診でコレステロールが高めと言われたことがある。
家族背景　夫と2人家族。長男は1人暮らし。家族関係良好。

生活歴	機会飲酒．喫煙約 20 本/日，21 歳～
趣味	テニス

入院までの経過

これまで心疾患を指摘されたことはない．2 月頃からテニスをしていて胸部圧迫感を感じることがあったがプレーをやめ，休んでいると症状は軽快していた．

4 月の中旬から洗濯物をもって 2 階に上がったときに，胸部圧迫感があり安静にすると 5 分くらいで症状が消失した．4 月 20 日，買い物をして帰宅途中に胸部圧迫感と息苦しさがあったため，心配になり 4 月 21 日外来受診したところ，心電図で虚血を示唆する変化があり不安定狭心症の疑いで即日入院となる．

入院時診断と所見

入院時，胸部症状なし．血圧 140/76 mmHg，心拍数 78 回/分，洞調律．
呼吸 22 回/分，体温 36.5℃．
WBC $4.5\times10^3/\mu l$，RBC $4.5\times10^6/\mu l$，Hb 14 g/dl，Ht 43.0%．
心電図は，V_1～V_4で陰性 T 波を認め，血液検査では，CK 122 IU/l，CK-MB 16 IU/l，トロポニン T 陰性．心臓超音波検査壁運動異常なし．胸部 X 線はうっ血なし，CTR 46%．
酸素飽和度 97％（room air）で，酸素を経鼻カテーテル 2 l/分で開始した．突然の入院のため，家事や仕事のことが気になると話す．

入院後の治療経過

これらの臨床所見から，不安定狭心症（ブラウンワルド分類　ⅠB-1）と診断．心筋における酸素の需要と供給のアンバランスに改善のため，酸素投与を開始した．安静度は，床上安静で排泄時のみ車椅子，食事は禁食となる．冠動脈血管拡張と抗凝固療法のため，硝酸イソソルビドとヘパリンの持続輸液が開始となった．

1 看護過程の展開

看護目標	心筋梗塞への移行を予防し，その他の合併症の併発を予防することができる．また，治療上制限や拘束を受容し，心身ともに安静にすごすことができる．そして病態の安定化を図り，狭心症発作を起こすことなく安静度を拡大できる．
看護診断	＃1　不安定狭心症による組織循環の変調 ＃2　治療に関連した安楽の変調 ＃3　突然の入院や予後への不安
看護診断とアセスメント	＃1　不安定狭心症による組織循環の変調 不安定狭心症により，冠血流が減少することで心筋の必要とする酸素を十分に供給できずに，一過性の心筋虚血が起き胸部圧迫感が出現している．心身を安静に保ち，心筋における酸素の需要と供給のアンバランスを改善し狭心症の発作が起こらないようにする必要がある．また，狭心症の発作が起きた場合には活動を中止させ，心電図の確認，症状の程度を確認し，医師の指示のもとニトログリセリンの使用など速やかな対応と苦痛の軽減をすることが大切である．また，患者は安静にしていると症状がないため，一人で判断してトイレに行こうと動いてしまうことがある．安静療法の必要性を十分に説明する必要がある． ＃2　治療に関連した安楽の変調 安静にすることで，心仕事量や心筋酸素消費量を減少させ，心負荷の軽減を図ることができる．安静にすることで腰痛などの出現の可能性や輸液ラインや酸素療法による拘束感を感じることもあ

看護診断とアセスメント	り，身体的苦痛の軽減と治療の必要性を説明する必要がある． #3　突然の入院や予後への不安 ストレスは交感神経活動を亢進し心負荷増大になるため家族を含めた十分な説明や療養環境の整備を行う．患者は突然の入院で自宅のことや仕事のことが気になると話しており，入院診療計画の十分な説明と夫の協力を得て安心して治療が受けられるようにする必要がある．また，退院までに冠危険因子の是正のための，生活指導をしていく必要がある．
看護計画	#1　不安定狭心症による組織循環の変調 O-P ①バイタルサイン（血圧，脈拍数，呼吸回数，酸素飽和度，体温） ②胸痛部位と程度（X/10），発症時間と持続時間，活動との関係 ③モニター心電図（心拍数，不整脈の有無，ST-Tの変化） ④12誘導心電図（ST-Tの変化　不整脈） ⑤心筋逸脱酵素などの採血 ⑥排便状況 T-P ①安静療法にあった日常生活の援助 　　排泄時のみ車椅子トイレ，床上で洗面 ②確実な輸液管理 ③酸素療法の実施 ④発作時12誘導心電図をとり，医師へ報告 　　ニトログリセリンスプレー・硝酸イソソルビド輸液の早送り ⑤必要時排便コントロールを医師へ相談する． E-P ①症状のあるときには昼夜を問わずナースコールをするように説明する． ②食直後の排便など，二重負荷を避けるように説明する． ③排便コントロールの必要性を説明する． #2　治療に関連した安楽の変調 O-P ①腰痛 ②睡眠状況 ③ストレス言動・表情 T-P ①安楽な体位の工夫　マットレスの変更 ②痛みがあるときマッサージ・湿布・鎮痛薬の内服 ③不眠時，睡眠導入薬の内服 ④安静・輸液療法の必要性の説明 E-P ①腰痛や睡眠障害などのある場合，ナースコールをするように説明する． #3　突然の入院や予後への不安 O-P ①不安に対する患者の言葉 ②表情や言動，行動 ③睡眠状況 ④家族内や仕事での役割，キーパーソンの有無 T-P ①訴えの傾聴 ②医師とのインフォームドコンセントの調整 ③家族面会の調整 E-P ①不安やわからないことは，いつでも対応することを説明する．

2 看護の結果

＃1　不安定狭心症による組織循環の変調

　　　　硝酸イソソルビドとヘパリンの持続輸液により，狭心症の発作はなく経過した．
　　　　入院直後，「今は胸の症状がないから，独りで歩いてトイレにいけるから大丈夫」と話し，ベッドから降りようとすることがあった．治療上安静が必要であることを説明してからは，トイレのときは必ずナースコールを押してくれるようになった．2病日より食事が開始となり，患者本人から食後すぐのトイレは心臓によくないから，気をつけていますと発言がきかれた．3病日にはトイレ歩行負荷試験を行い安静度が拡大された．

＃2　治療に関連した安楽の変調

　　　　「普段ずっと寝ていることがないからベッドにいるのも大変ね．」と話し，酸素カニューラと輸液のラインが気になり夜間よく眠れないとの訴えがあった．
　　　　看護師から酸素や輸液治療の期間の目安を説明し，医師へ相談し睡眠導入薬の内服をし睡眠を図った．

＃3　突然の入院や予後への不安

　　　　外来受診から即入院となり，不安定狭心症についてよくわからず，家事や仕事のことを大変心配していた．病状と診療計画の説明を十分行い，本人と家族が納得して治療を受けることができた．また，今後食事で気をつけることと，喫煙と心臓病についての質問があった．虚血性心疾患に関するパンフレットを用いて栄養指導と喫煙のリスクを説明し禁煙外来を勧め，リスクファクター是正のための生活改善の指導を行った．

まとめ

　　　　不安定狭心症は，確定診断が的確に行われ最適な治療方針が決定でき狭心症の症状が改善されることを目標としている．私たち看護師は，治療が確実に施行されるよう24時間ケアし，異常の早期発見のため常に多角的な情報収集と観察を行い，心筋梗塞への移行がないように迅速な対応をする必要がある．患者は，疾患や予後への不安を感じており，それらの軽減のためにインフォームドコンセントを十分に行い納得・安心して療養生活が送れるようにする．これまで，あたりまえに行っていた日常生活が制限された患者の援助を，看護師は日常業務としてただ行うのではなく，個々の患者のこれまでの生活を十分把握したうえで援助をすることが大切である．さらに，入院早期から狭心症のリスクファクター是正のための生活習慣を獲得できるよう，動機づけを行いながら支援することが重要である．

■文献■

1) 国立循環器病センター看護部, 編著. CCUマニュアル. 大阪: メディカ出版; 2001. p.47-58.
2) 住吉徹哉, 監. 循環器ポケットナビ. 東京: 中山書店; 2008. p.110-9.
3) 吉田俊子. 系統看護学講座専門7　成人看護学3. 東京: 医学書院; 2006. p.111-21.
4) 赤塚宣治, 他監修. 病気がみえる2. 循環器疾患. 東京: メディックメディア: 2005. p.108-11.

〈畠山明子〉

2 虚血性心疾患
4 冠動脈カテーテル治療と看護

心臓カテーテル検査とは，冠動脈や心腔の X 線像（心血管造影）ならびに心臓内圧（血行動態）を得るために，直径 1〜2 mm の細く柔らかなチューブ（カテーテル）を動脈内ないしは静脈内に挿入し，そのなかを進めて心臓まで到達させ血管や心臓を造影する診断法である（表 2-15）．ここでは，冠動脈カテーテル治療について述べる．

A 冠動脈カテーテル治療とは

経皮的冠動脈形成術 percutaneous coronary intervention（PCI）は，冠動脈の動脈硬化に対して行う治療法の 1 つである．PCI により狭心症や心筋梗塞の原因となっている冠動脈の狭窄や閉塞を解除し，心筋血流を増加させる．そして，狭心症をはじめとした自覚症状の改善および心筋梗塞などの心事故を予防することである．冠動脈カテーテル治療の適応と禁忌を（表 2-16, 17）示す．冠動脈カテーテルの適応決定の注意点は，自覚症状または負荷試験などで心筋虚血の証明がなされたうえで，冠動脈に有意狭窄を認める症例に対して行う．病変が PCI により拡張が可能かという技術的問題よりも，拡張する必要があるのか，またそれを安全に行えるかという点の評価が重要である．

現在は，冠動脈狭窄を治療するために様々な新しいデバイスが発明され，それらを用いた治療法を総称して PCI とよんでいる（表 2-18）．

表 2-15 心臓カテーテル法の種類

右心カテーテル法 左肘静脈・左もしくは右の大腿静脈からカテーテルを挿入する．	スワンガンツカテーテルを用いた心拍出量の測定や血行動態のモニタリング，心臓電気生理学的検査などに用いる．
左心カテーテル法 橈骨動脈・大腿動脈からカテーテルを挿入する．	冠動脈造影 coronary angiography（CAG） 　冠動脈に狭窄が存在するか否かを診断する
	左室造影 left ventriculogram（LVG） 　左室の壁運動を評価 心筋梗塞の部位の診断 　僧帽弁閉鎖不全症の逆流の程度の診断
	大動脈造影 aortography（AOG） 　大動脈弁閉鎖不全症の逆流の程度の診断

表 2-16 冠動脈カテーテル治療の適応

- 十分な内科治療にもかかわらず狭心症の症状がある患者
- 客観的な虚血の証拠（運動負荷心電図あるいは核医学検査など）があり，広い心筋領域に血液を供給する血管に高度な病変（＞70％の内径狭窄）を認める場合
- 不安定狭心症
- 心筋梗塞に対する初期治療として，あるいは血栓溶解療法後に持続反復する心筋虚血がある場合
- 冠動脈バイパス術後の狭心症

表 2-17 冠動脈カテーテル治療の禁忌

- 保護されていない左冠動脈主幹部病変（原則禁忌）
- 3枝病変で2枝完全閉塞例における残存1枝に対する治療（原則禁忌）
- 血液凝固異常
- 静脈グラフトのびまん性病変
- 慢性閉塞病変で拡張率がきわめて低いと予想されるもの
- 危険にさらされた側副血行路派生血管の病変

表 2-18 冠動脈カテーテル治療の種類と特徴

種類	特徴
バルーン血管形成術 plain old balloon angioplasty（POBA）	冠動脈狭窄部位にバルーンを膨らませ狭窄部位を拡張する．
ステント留置術 bare metal stent（BMS）	冠動脈の狭窄部位にステントを留置する．再狭窄は10～30％
薬剤溶出性ステント術 drug eluting stent（DES）	ステントの表面に薬剤（シロリムス・タクロリムスなど）を付着させ内膜増殖を抑える効果がある．再狭窄率は10％未満とされている．
高回転式粥腫切除術 （ロータブレータ rotablator）	表面に非常に目の細かいヤスリがついたドリルを高速で回転させ，石灰化した硬い動脈硬化病変を削る治療
方向性冠動脈粥腫切除術 directional coronary atherectomy（DCA）	冠動脈の内側に付着した動脈硬化病変をカンナで削るような治療
血栓吸引術	急性に進行する冠動脈閉塞・狭窄では，多くの場合血栓が関与するため，POBAやステントに先立ち血栓を吸引して除去する治療

1 方 法

カテーテルは，大腿動静脈，上腕動脈，橈骨動脈から挿入する．特に橈骨動脈アプローチは，出血合併症が少なく検査後の絶対安静も不要であるため，行われる機会が増えている．POBAとステント留置術の手順を表2-19に示す．

アプローチ部位によって止血方法や安静時間は異なる（表2-20）．

表 2-19 POBAとステント留置術の手順

バルーン血管形成術	ステント留置術
穿刺部を消毒し,局所麻酔をする. 穿刺をしてシースを挿入する. ガイドカテーテルを目的血管入口部に挿入する. ガイドワイヤーを病変部の遠位まで挿入する. PCIシステムの模式図(図2-14)	
1)バルーンカテーテルをガイドワイヤーに通し進め,病変の中央部に位置させ,バルーンを拡張する. 2)適当な拡張圧と時間を用い,場合によっては複数回繰り返す.通常,1回の拡張は15秒から1分程度(図2-15).	1)バルーンカテーテルの上にステントがたたまれた状態で,病変部まで進める. 2)バルーンを拡張させる.必要に応じてバルーンカテーテルを繰り返し拡張させて,ステントを圧着させる. 3)バルーンを縮小して,バルーンを引き抜いたあともステントは拡張されたまま留置される(図2-16).
バルーンカテーテルを冠動脈から抜去する. シースを抜去し,止血器具で止血する.	

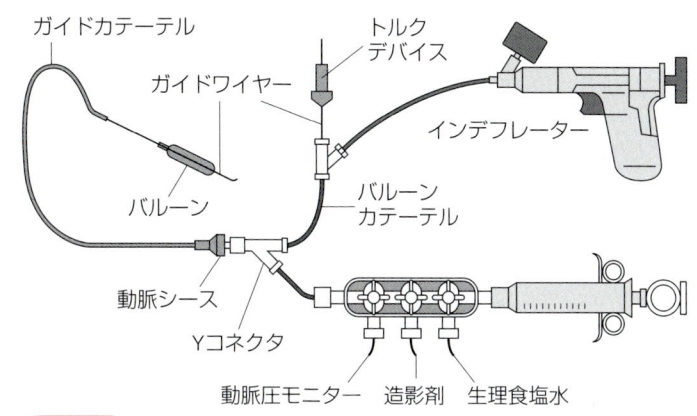

図 2-14 PCIシステムの模式図

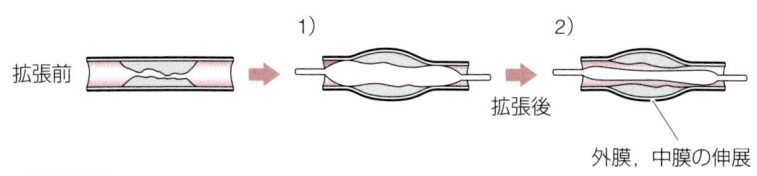

図 2-15 バルーンの拡張

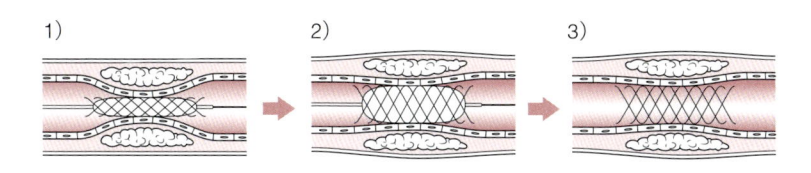

図 2-16 ステント留置

表 2-20 止血の方法と安静時間

穿刺部	大腿動静脈		上腕動脈	橈骨動脈	
止血・固定方法	用手圧迫止血 ・止血ロール ・テープ固定 ・鼠径用専用固定ベルト	血管壁縫合 ・テープ固定	・止血ロール ・テープ固定 ・肘用専用固定ベルト	・橈骨用バンド（TRバンド®）	
床上安静	4h		30分		
トイレ歩行	4h後		30分後		
安静	安静解除まで穿刺部の下肢は曲げない		手首は曲げたり肘をついたりしない		
固定ベルト除去・減圧	4h後バンド除去 5h後テープ除去	4h後テープ除去	2h後ベルトゆるめ 3h後ベルト除去 4h後テープ除去	シース 6 Fr 帰室後 2 cc 減圧 2・4・6・8h 後に 2 cc 減圧 10h 後バンド除去	シース 4 Fr 帰室後 4 cc 減圧 2・4h 後に 2 cc 減圧 6h 後バンド除去

h: 時間

B 冠動脈カテーテルの合併症

カテーテル検査は侵襲的な検査・治療であるため検査・治療前後に合併症出現の可能性がある．カテーテル操作に関連して起こるもの，末梢血管の合併症，造影剤などの副作用などがある（表2-21）．

C 治療前後の看護

不安定狭心症で冠動脈カテーテル治療の適応となる症例では，安静と薬物療法で安定化を図り，冠動脈カテーテル治療に望む．胸部症状の有無やバイタルサインと心電図変化・不整脈の出現に注意する．不安やストレスは交感神経を亢進させ心負荷を増大させるため，インフォームドコンセントを十分に行い安心・納得してカテーテル治療まで過ごせるようにケアする必要がある．

カテーテル治療後は，胸部症状の有無とバイタルサインの変化，穿刺部位の出血などの合併症に注意するとともに，安静解除時間や排泄，飲水，食事についての説明をしっかり行う．

表 2-21 冠動脈カテーテルの合併症

A．カテーテル操作に関連して起こるもの
　1．冠動脈解離
　　内膜から中膜，あるいは中膜から外弾性板との間に亀裂や偽腔を形成し，解離腔内に血流が流入すること．内腔が圧迫され，場合によっては急性冠閉塞の原因となる．
　2．冠動脈穿孔
　　ワイヤー操作やバルーン拡張などにより冠動脈に穴が開くこと．急速に血液が心嚢内に漏出すると心膜刺激による迷走神経反射から心タンポナーデを引き起こすことがある．心嚢に漏出した血液が溜まり心臓が圧迫されて拡張不全となり心拍拍出が減少した状態で放置可能なものから心嚢穿刺・外科的処置を必要とするものまである．
　3．側枝閉塞
　　冠動脈狭窄部から分枝する側枝が存在する場合，側枝が閉塞することがある．側枝が大きい際には心筋梗塞を引き起こすことがある．
　4．不整脈
　　冠動脈血流遮断や治療後の血流低下により，不整脈をきたすことがある．高度の徐脈時にはアトロピン・カテコラミンが使用されるほか，一時的ペースメーカーを必要とすることがある．心室細動・心室頻拍などの致死的不整脈を引き起こすこともあり，早急な除細動を必要とする．
　5．急性冠閉塞
　　治療中もしくは治療後 24 時間以内に冠動脈が完全に閉塞すること．対処が遅れると心筋梗塞や死亡につながる．
　6．Slow flow/No reflow
　　造影上では，残存病変を認めないが，末梢造影遅延をきたす状態．血栓やコレステロールの塞栓，脱水による血流量の減少，冠れん縮など様々な原因が考えられている．
　7．ステント血栓症
　　テント留置部に起こる血栓性閉塞のこと．ステントを留置した場所に血栓が付着することにより冠動脈が閉塞する．特に近年使用されている DES における遅発性血栓症が問題とされている．激しい胸痛と心電図変化を伴う．

B．末梢血管の合併症
　1．出血・血腫
　　出血と局所の血腫形成がある．シースの太さや抗凝固薬の量・不十分な止血・血圧上昇・患部の安静を保てない・大腿部の場合は患者の肥満の程度が増す毎に頻度が高くなる．低血圧や頻脈・蒼白，下腹部痛や腰痛，穿刺に伴う下肢の神経学的変化は後腹膜出血を疑う．
　2．末梢動脈塞栓症
　　主に下肢の安静時，疼痛・知覚低下・チアノーゼの出現，脈拍微弱をきたす．四肢の動脈触知の確認が大切．
　3．肺動脈塞栓症
　　突然の呼吸困難・頻呼吸・胸痛・頻脈・血圧低下・ショック状態となる．大腿動脈穿刺アプローチで発症することがある．大腿動静脈を長時間圧迫することにより，静脈血がうっ滞し血栓が形成され，止血安静が終了後，安静解除後の歩行開始時に起こる．
　4．脳梗塞
　　突然な不穏状態の出現，意識レベルの低下，構音障害，視野狭窄で発見される．

C．その他
　1．造影剤に関連
　　造影剤に関連したアナフィラキシー反応は，蕁麻疹・血管性浮腫・気管支れん縮・循環ショックなどがある．既往のある患者は，再発の危険が高くプレドニゾロンの経口投与をする．造影剤腎症は，造影剤を 100 ml 以上投与されると腎機能障害を有する患者に発生し，クレアチニンの 1 mg/dl 以上の上昇をいう．造影剤腎症を軽減する方法は，造影剤の投与量を減らすことや，事前の補液やアセチルシステインを投与し腎臓保護する．
　2．感染
　　カテーテル操作や侵襲による．多くは一過性である．
　　血腫形成時は局部が炎症を起こすことがある．

D　看護の実際

症例提示

症　例	73歳，女性
社会背景	無職
既往歴	60歳〜糖尿病，高脂血症．
	72歳〜労作性狭心症．
	冠動脈形成術施行（♯1 POBA 99%→90%，♯6　50%）．
	造影剤アレルギーなし．喘息の既往なし．
家族背景	長女と2人暮らし．長男は近所に住んでいる．家族関係良好．
生活歴	煙草吸わず．機会飲酒．
家族歴	父；糖尿病，母；脳梗塞，姉；冠動脈バイパス手術．
入院〜検査までの経過	

　　　　4月10日午前中自宅の掃除を1時間行った．その後外出しバス停まで10分位歩いたところで，胸の違和感が出現したが少し休憩をしたら症状は消失した．そのまま出かけデパートで買い物をし，階段を上がっている途中で左胸の痛みと背中が痛くなった．座って様子をみていたところ症状は消失しないが少しずつ改善してきた．持っていたニトロペンを1錠舌下し1〜2分で症状が消失した．心配になり救急外来受診し，不安定狭心症（ブラウンワルド分類ⅢB-2）の診断で入院となった．入院後硝酸イソソルビドとヘパリンの持続輸液を行い，胸部症状はなく経過している．4月11日に冠動脈カテーテル治療を行う（橈骨動脈アプローチ）予定となっており，患者は，以前の太ももの付け根からのカテーテルの時は，安静時間が長くて腰が痛くて本当に辛かったと話している．

1　冠動脈カテーテル治療施行前

看護目標	カテーテルに関する知識をもつことにより，不安なく安全にカテーテル検査を受けることができる
看護診断	♯1　環境の変化と検査に関連した不安
看護診断とアセスメント	冠動脈カテーテル検査は，侵襲的な検査であり，患者は不安や恐怖心を抱いているため安心して安全に検査が受けられるように支援する必要がある．患者・家族の疾患への受け止め方や検査への反応や理解の程度を確認しながら説明をしていく．また，狭心症の症状を見逃すことのないように全身状態の観察にも注意する． 患者は鼠径部からのカテーテルの経験があり，安静による腰痛を心配しているが，今回は右橈骨動脈アプローチで，安静や注意点の説明をしっかり行う．
看護計画	O-P ①バイタルサイン（血圧・脈拍数・心拍のリズム・脈拍波形） ②胸部症状の有無と程度，心不全兆候の有無 ③右橈骨穿刺部および周辺の皮膚の状態　アレンテスト（医師が施行） ④内服薬の種類と内服状況

看護計画	⑤検査データ〔胸部X線，心エコー，心電図，核医学，感染症（HBV・HCV・梅毒），腎機能，出血凝固系〕 ⑥感染兆候の有無，体温 ⑦アレルギーの有無（造影剤，薬品） ⑧患者本人の疾患の受け入れや程度 ⑨情緒や言動 T-P ①冠動脈カテーテル検査のオリエンテーションをパスに沿って行う． 　説明内容・帰室後床上安静 　　　　　・穿刺部はついたり曲げたりしないようにシーネ固定 　　　　　・（6 Fr シース使用）帰室から 2 時間毎にバンドを減圧し TR バンド®除去は 10 時間後 　　　　　・帰室後の食事と水分摂取 　　　　　・帰室後 1 時間より食事摂取可 　　　　　・帰室後より水分摂取可 ②付き添い人の来院時間の確認 ③検査着の準備 E-P ①不安や検査に対してわからないことについて質問をするように伝える．

＜看護の結果＞

　これまでカテーテルの経験はあるため，患者へ確認しながら DVD とパンフレットで橈骨アプローチの安静時間や安静の注意点を説明した．患者から右手にシーネが付いていると食事に困るのではないかと質問があった．カテーテル後はおにぎり食が配膳されることを説明し，必要であれば食事を介助することを説明した．その他質問や不安言動が聞かれることなく精神的に安定してカテーテル治療を受けることができた．

❷ 冠動脈カテーテル治療施行後

　カテーテル結果；♯ 1　90%　♯ 6　99%　DES　→50%，右橈骨動脈穿刺（6 Fr シース使用）で TR バンド®を装着して病棟へ帰室した．

看護目標	安静などに関する苦痛が最小限で，合併症なく安静度が拡大できる．
看護診断	♯ 1　検査・治療に関連した合併症出現の可能性
看護診断とアセスメント	検査後は出血予防のために，穿刺肢の安静を強いられ心身ともに負荷がかかるため，苦痛緩和に努める必要がある．自覚症状やバイタルサインの変化に注意するとともに，尿量や輸液量などを把握し心不全に陥らないように管理する．用手圧迫止血などの疼痛により迷走神経反射症状（ワドトニー症状）を呈することがあるため，異常の早期発見に努める必要がある．
看護計画	O-P ①バイタルサイン（血圧，脈拍数，心拍のリズム，脈拍波形） ②全身状態（顔色，発汗，穿刺部・手指しびれの有無） ③安静による苦痛の有無 ④自覚症状（胸部圧迫感，呼吸苦，気分不快の有無） ⑤肺音，副雑音の有無　酸素飽和度 ⑥止血用具やテープのずれがないか ⑦穿刺部位の血腫および出血・内出血斑の有無と程度，疼痛の有無 ⑧動脈触知の確認

看護計画	⑨胸部症状の有無と程度，心不全兆候の有無 ⑩モニター心電図 ⑪アレルギー症状の有無と程度 ⑫情緒や言動 ⑬感染兆候の有無〔発熱，血液検査（白血球数，C反応性蛋白），穿刺部位の状態〕 T-P ①再度安静解除までの流れを再度説明する 　　　帰室後の穿刺部の安静と注意点 　　　帰室後の食事と水分摂取 ②環境整備（尿器・便器や水のみの準備をしておく） ③穿刺部位の皮膚色が悪いときはTRバンド®がきついことが考えられるため，医師に報告し，圧迫を調節する．血腫形成時も医師に報告し大きさに沿ってマジックでマーキングし経過を観察する． ④早期排尿を促す（造影剤を早く体外へ排出するため，水分摂取を促す） ⑤安静中の体位変換を補助する ⑥輸液の管理 E-P ①不安や処置に対してわからないことなどは，質問するように伝える

<看護の結果>
　カテーテル治療直後は，胸部症状や出血合併症はなかった．2時間後のTRバンド®の減圧時，橈骨動脈の触知は良好であるが右指先のしびれと，3×2cm大の皮下出血があった．マジックでマーキングをしてすぐに医師に報告を行い，診察の結果予定通り減圧を行い，15・30・60分後にしびれと皮下出血の拡大を観察するように指示があった．その結果しびれは軽快し皮下出血の拡大はなく10時間後に予定通りTRバンド®を除去した．治療翌日にはトイレ歩行負荷試験を行い安静度が拡大できた．

まとめ
　不安定狭心症で冠動脈カテーテル治療を受ける患者は，入院後初～数日で侵襲的な検査を行うため，状況の理解が容易ではなく，また家族の戸惑いも大きいため，医師からのインフォームドコンセント後も不安や疑問がないか確認し，気持ちの表出を図る必要がある．医師と看護師間で患者情報を共有しながら支援していく．また，治療後は，合併症が起こると重篤となる可能性があるため異常の早期発見に努める．

■文献■
1) 住吉徹哉，監．循環器ポケットナビ．東京：中山書店；2008. p.66-70.
2) 吉田俊子．系統看護学講座専門7　成人看護学3．東京：医学書院；2006. p.63-7.
3) 赤塚宣治，他監修．病気がみえる2 循環器疾患．東京：メディックメディア；2005. p.108-11.
4) 藤井謙司，他．バッチリ実践心臓カテーテル看護．大阪：メディカ出版；2008.
5) 高橋利之，他監訳．心臓インターベーションハンドブック．東京：メディカル・サイエンス・インターナショナル；2005. p.143-62.

〈畠山明子〉

2 虚血性心疾患
5 外科的治療と看護

A 虚血性心疾患の外科的治療

　虚血性心疾患の外科的治療には，冠動脈バイパス術 coronary artery bypass grafting（CABG）がある．CABG は冠動脈の狭窄部分を迂回して，血液を流す経路つまりバイパスを新たに作成する方法であり，バイパスに使用する血管として，大伏在静脈や内胸動脈，胃大網動脈，および橈骨動脈などがある．近年では，人工心肺を使用しないことが低侵襲の基本であるという概念が構築され，心拍動下冠動脈バイパス術（off-pump CABG）を標準的に行っている．

1 適　応

　虚血性心疾患は，狭心症と心筋梗塞に分類され，狭心症は主に動脈硬化に基づく冠動脈の器質的な狭窄によって発生し，不安定化すると急性心筋梗塞に移行する危険性が高い．狭窄部位より末梢に血管が存在し，血行再建術後の予後が良好と推定される場合は手術適応となる．
　しかし，CABG 後に冠動脈の再狭窄を起こす可能性は常にあるため，動脈硬化の進行を予防することが術後においても最重要課題となる．以下にその適応を示す．

- 冠動脈に 75％以上の有意狭窄が存在する場合
- 左室駆出率（ejection fraction: EF）50％以下
- 残存心筋の存在（狭窄の末梢側に血流があり，再建することで壁運動の改善が期待できる）
- 三枝病変
- 梗塞後の不安定狭心症例で内科的治療が困難
- 血行再建の他に，心室瘤に対する形成術や弁置換術などが必要な症例

2 手術の方法とグラフト血管の種類

　CABG は，人工心肺を使用する方法と使用しない方法があるが，冒頭でも述べたように，近年では人工心肺を使用しない心拍動下での手術が主流となっている．また，バイパスに使

表 2-22 on-pump CABG と off-pump CABG の利点，欠点

	on-pump CABG	off-pump CABG
利点	●完全に心停止させて手術操作を行うため，すべての冠動脈への血管吻合を丁寧かつ安全に行うことができる．	●身体への侵襲が少ないため，人工心肺の合併症のリスクが高いとされる，高齢者・脳血管障害・上行大動脈病変，腎不全・低心機能（low EF）患者に適応される． ●手術時間の短縮，輸血率の低下が可能となり，手術後合併症の発生率も低下し，そのため，入院日数が短縮できる． ●低コストである．
欠点	●人工心肺回路に全身の赤血球が接触し，機械的刺激などにより凝固因子の低下や出血傾向などを起こしやすく，組織の炎症や浮腫および臓器障害も発症しやすくなる． ●人工心肺使用直後よりリンパ球は減少し始める．そのため，免疫系の低下による易感染状態になりやすい． ●高コストである．	●心臓後面への吻合の際，心臓を脱転するため，ポンプ機能が維持できずに，循環動態が不安定になりやすい． ●手術中の心機能が不安定である． 心拍動下の吻合であり，高度な技術が必要となるため，豊富な経験が必要である．

用される血管をグラフト血管とよび，手術の方法やそれぞれの血管の特徴を考慮して，選択される．

a．手術の方法

手術の方法には，前述のように，人工心肺を使用する方法（on-pump CABG）としない方法（off-pump CABG）がある．

on-pump CABG とは，人工心肺下に心臓を停止させて，冠動脈バイパス術を施行する方法であり，off-pump CABG とは心拍動下に冠動脈バイパス術を施行する方法である．

それぞれの利点と欠点を表 2-22 に示す．

b．グラフト血管の種類（表 2-23）

CABG において，狭窄または閉塞した血行を再建させるために体の中にある血管をグラフト（graft）血管として使用するが，グラフト血管には動脈と静脈の 2 種類がある．

B 術後合併症

術後急性期の治療，看護のなかで合併症を併発することによって，日常生活動作の低下や社会復帰の遅延につながってくる．したがって，不本意にも合併症を併発してしまった場合，早期に症状の発見を行い，適切な治療を行うか否かで，社会復帰までの道のりが大きく変化してくることを理解しなくてはならない．そのためには合併症の症状や観察すべきポイントの理解を深める必要がある．

表 2-23 グラフト血管の種類

内胸動脈 internal thoracic artery（ITA）
動脈硬化の進行が遅いとされており，短期開存率・長期開存率ともに優れている．内胸動脈には右内胸動脈と左内胸動脈がある．

・右内胸動脈 right internal thoracic artery（RITA）
右鎖骨下動脈の枝であり，胸骨の右裏側に位置する．
通常 LITA よりも血管径が太いことが多い．
RITA は，右鎖骨下動脈から切り離して free graft として使用することもある．
free graft とは，遊離グラフトともよばれ，有茎グラフトに対して（図 2-17），グラフトの中枢側も切離して大動脈や他のグラフトに吻合することである．

・左内胸動脈 left internal thoracic artery（LITA）
左鎖骨下動脈の枝であり，胸骨の左裏側に位置する．
血管径が約 1.5〜2 mm と冠動脈径と類似している．
LITA の前下行枝 left anteriol descending（LAD）への吻合は短期的にも長期的にも最も安定しているが，近年では，新たに onlay patch 法という手法が用いられるようになった．

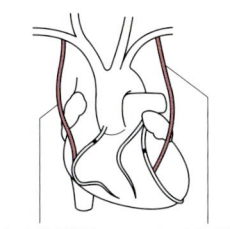

右内胸動脈（有茎グラフト）　左内胸動脈（有茎グラフト）
図 2-17 有茎 graft の吻合

橈骨動脈 radial artery（RA）（図 2-18）
内腔がそれなりに大きく適度な硬さもある．しかし，れん縮（スパスム）を起こしやすく，動脈硬化の影響も受けやすい動脈グラフトである．
free graft として使用する．

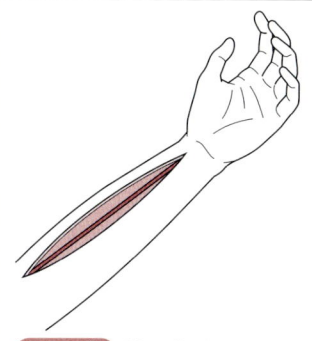

図 2-18 橈骨動脈

胃大網動脈 gastroepiploic artery（GEA）（図 2-19）
胃の大彎側に位置する動脈である．グラフトの採取距離によって，右冠動脈 right coronary artery（RCA）から左回旋枝 left circumflex（LCX），LAD まで使用できる．開存率 80〜90%／5 年と良好であるが，術後の胃の機能が低下しやすく，経口摂取が遅延し，術後の入院期間延長の原因となる．RCA・LCX・LAD の末梢側への吻合に適している．
有茎グラフトとして使用する．

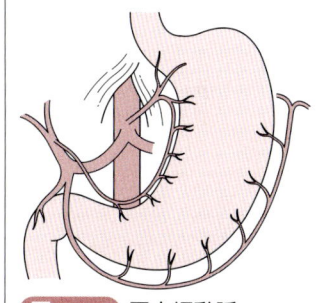

図 2-19 胃大網動脈

大伏在静脈 saphenous vein（SV）（図 2-20）
剝離が容易にでき，長さが自由で血流が多いため，もっとも使いやすいグラフトであるが，長期的な開存率は動脈グラフトに比べ低い．
free graft として使用する．

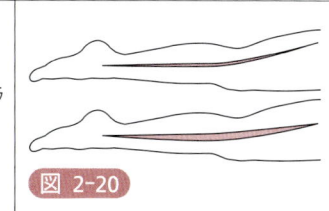

図 2-20

5．外科的治療と看護

表 2-23 つづき

onlay patch 法（図 2-21）
 適応
  ・狭窄が高度でないが動脈硬化所見が所々認める症例
  ・石灰化が軽度な症例
 方法
  ・病変部全長を切開し，再建に LITA を使用する方法を onlay patch 法といい，直視下に確実に中膜層まで切除が行えることから，血栓性閉塞の危険性やパッチ部分の硬化病変の進行をきたさないと考えられている．吻合長 4 cm 以上を long onlay patch grafting という．
  ・切開する冠動脈の動脈硬化病変が広範にびまん性なときには，冠動脈内膜摘除を併用する．
冠動脈内膜摘除 endarterectomy（EA）
 ・石灰化した内膜を剥離・切開し，グラフト血管でパッチ形成を行う．
 ・一番の目的は，LAD の中隔枝の確保

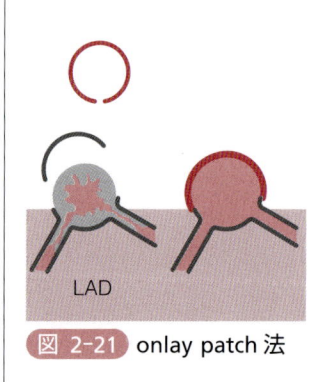

図 2-21 onlay patch 法

1 術中の影響で起きる合併症

a．周術期心筋梗塞 perioperative myocardial infarction（PMI）の発症

周術期心筋梗塞は主に冠動脈の狭窄部位やバイパス吻合部位のスパズムにより発症する．その原因は 2 つある．1 つは，狭窄部位やバイパス吻合部位の血流の乱れや内皮の損傷により，血小板の凝集や粘着が生じ，血小板由来の血管収縮物質が放出することによるものである．もう 1 つは，自律神経の関与や，動脈血がアルカローシスに傾くことによるものである．PMI により，低心拍出量症候群 low output syndrome（LOS）による循環動態の破綻が生じることがあるため，早期発見と対応が重要である．

 観察ポイント：12 誘導心電図上の ST 低下・上昇や異常 Q 波などの出現
      胸部症状の観察
      CK-MB・CK などの酵素データーの観察と peak out の状態

b．術後不整脈の出現

術直後は，手術中の出血や輸液などにより，電解質のバランス異常や，循環血液量の低下が起こりやすい．また，出血に伴う貧血や大量輸液に伴う相対的な貧血があると低酸素血症にもなる．これらの要因により，不整脈が出現しやすい．特に心房細動は約 15〜20％の心拍出量の低下を引き起こすとされており，心電図モニターを常時観察して，早期発見に努める必要がある．

 観察ポイント：心房細動を含む上室性不整脈の観察，不整脈発生時の血圧，心拍数，時間尿量の観察
      心室性不整脈の観察，電解質の観察
      心不全兆候の観察

❷ 術後の影響で起きる合併症

a．心タンポナーデ

術後の凝固因子の減少によって，出血増加を起こすことがあるが，出血した血液が有効にドレナージされないことにより，心臓拡張障害による心タンポナーデを起こす．

観察ポイント：ドレーン閉塞の有無の観察，排液の性状の観察

凝固系の検査データの観察，胸部 X 線で縦隔拡大の観察

ドレーンからの出血の観察（2〜3 ml/kg/h 以上では要注意）

心タンポナーデの兆候である奇脈，心音の減弱，CVP の上昇などの観察

b．術後感染症

術後は免疫力が低下し，易感染状態となる．術後 72 時間経過しても，炎症所見が持続する場合は，術後感染の可能性がある．また，各種ドレーンやカテーテルなどの長期留置は感染の機会を増す．感染徴候をきたした場合には，早期にドレーンやカテーテル類の抜去もしくは入れ替えを行う．

観察ポイント：発熱，白血球増多などの炎症所見の観察，創部の状態の観察

各種ドレーンやカテーテルの刺入部の状態，ドレーンの排液の性状の観察

C　看護の実際

症例提示

症　例	73 歳，男性
既往歴	50 歳〜2 型糖尿病，ダオニール®1.25 mg×1 内服中． 56 歳〜糖尿病性網膜症 60 歳：白内障手術 35 歳：急性虫垂炎（腹膜炎併発し，緊急手術の経験あり）
嗜　好	機会飲酒のみ．喫煙歴なし．
家族構成	妻と 2 人暮らし．息子 2 人は自立しているが，近隣に在宅している．家族歴には心疾患は特にない．70 歳まで会社員として勤務していたが，現在は無職で，家庭菜園が趣味である．

入院までの経過

1 年前より，軽い運動や階段の昇降などで，胸部圧迫感が軽度みられたが，数分で症状改善するため様子みていたが，糖尿病の既往があるため，動脈硬化の検査を受けることになった．その結果，頸動脈エコーで狭窄を認めたため，24 時間ホルター心電図を装着したところ，狭心症が疑われた．心臓カテーテル検査入院をした結果，左冠動脈主幹部を含む 3 枝病変の診断を受け，手術の方針となった．入院までに症状の発症はなく，術前 2 日前の入院となる．

糖尿病に関しては，食事療法と内服薬，運動療法でコントロールしていたが，軽い運動や階段の昇降で胸部圧迫感の出現がみられたため，運動療法は中止していた．

入院時の状態

狭心症の重症度：CCS 分類　クラスⅡ

心電図変化：ST 低下などの変化なし

検査データ：WBC 4.6×10^3/μl，RBC 3.6×10^6/μl，HbA1c 6.6%，クレアチニン 1.42 mg/dl，HB 10.2 g/dl，CK 51 IU/l，CK-MB 6 IU/l，AST 17 IU/l，ALT 21 IU/l，LDH 125 IU/l，ALP 143 IU/l，γ-GTP 16 IU/l，BNP 30 pg/ml，CRP 0.03 mg/dl，血糖 164 mg/dl，総コレステロール 204 mg/dl，HDL コレステロール 59 mg/dl，LDL コレステロール 113 mg/dl，中性脂肪 102 mg/dl．

夜間の睡眠は良好．

夜間の排泄は 1〜2 回で 1 日尿回数は 5〜6 回．

入院時診断　#1　虚血性心疾患（左冠動脈主幹部＋3 枝病変）
　　　　　　　#2　2 型糖尿病
　　　　　　　#3　慢性腎不全

1 術前看護の実際

患者にとって手術とは，死を認識するような恐怖心を抱く．また，高齢者の手術患者も年々増加している昨今，心疾患以外に複合疾患を合併している場合も多く，それが術後に影響を及ぼすことがある．そのため，術前の複合疾患をコントロールすることと手術に対しての恐怖心や不安感が表出できるように環境を整えることが重要になってくる．

a．術前アセスメント

糖尿病の既往があるため，手術を迎えるにあたり血糖コントロールを行い，さらには糖尿病からくる腎機能低下も考慮し，術前から厳重な食事療法を取り入れる必要がある．また，術前 2 日前の入院であり，入院時オリエンテーションを実施する際やバイタルサイン測定時に，患者の不安言動や態度について観察し，手術についての理解度を確認する．また，発作時の対応方法を十分に説明し，発作の早期発見に努めるとともに，安心感と信頼関係を築くように介入してゆく必要がある．

b．術前看護計画

患者目標	リスクの原因に対する正しい知識を得る． 不安を表出することができ，現在の状況を受け入れる．
看護目標	安静・酸素・薬物療法により，合併症を起こすことなく，手術の日を迎えることができる．
看護診断	1．発作に続発する急性疼痛のリスク状態 2．精神的変調に伴う身体のリスク状態 　・現在の状況，不確定な予後に対する不安 　・治療，環境，死の危険性 　・身体の一部，身体機能の損失 3．感染へのリスク状態 4．呼吸状態の変調を予測したリスク状態

看護計画	O-P
	1. 胸部症状の観察（症状出現時間，痛みの種類や質・程度・持続時間）
2. バイタルの観察（血圧100未満，100以上の頻脈や50以下の徐脈に留意）
3. 呼吸状態の観察（呼吸回数，呼吸困難の有無，喘鳴や起座呼吸，ラ音の有無，酸素飽和濃度，喘息や閉塞性肺疾患などの状態）
4. 検査，処置の受け入れの程度を観察
5. 医師の手術に対する説明の理解度，手術への不安，受容の程度
6. 手術および検査同意書の有無
T-P
1. 胸部症状，バイタルサイン，呼吸状態の定期的な観察と実施
2. 入院時オリエンテーションの実施，パンフレットを使用し病棟オリエンテーションの実施
3. 術前検査の実施
4. データで異常があれば報告し，決められた処置のあるものは実施
5. 術前オリエンテーションの実施
6. 術前訪問の実施
7. 術前訓練の説明と実施
8. 術前中止薬について説明
9. 手術後のリハビリテーションについて説明
10. 胸骨正中切開により痛み予防，メカニズムについて説明
11. 手術までのスケジュールについて説明
12. 患者の不安言動，不安行動を認めたときは配慮をもってコミュニケーションをもつ．
13. 十分に睡眠ができるよう環境を整える．
14. スタンダードプリコーションを行い，感染予防の徹底
15. 指示の薬物療法の実施
E-P
1. 指示に基づいた安静度の説明
2. 発作予防策についての説明
3. 水分量の説明
4. 術前検査実施説明
5. 入院生活について（日課・規則，構造など）説明

c. 看護の経過（表2-24）

　　術前オリエンテーションを実施する際，また，術前訓練の方法を説明する際などに，患者の表情や声のトーン，目線などに注意しながら行っていった．既往に開腹手術の経験あるためか，手術に対してのイメージはついており，不安言動はなく，表情も穏やかにすごされ，不眠の訴えも特になかった．医師の手術に対する説明も十分に理解しており，手術に対する受け入れも問題なく経過した．

　　また，糖尿病のコントロールは，食事療法と薬物療法を今まで通り継続し，血糖測定は毎食前に施行した．運動療法に対しては，院内の散歩にとどまったが，症状出現時の対応をしっかりと説明し，胸部症状の観察を行っていった結果，症状の発症，心電図変化やST変化を起こすことはなかった．

表 2-24 術前の経過

		入院当日	1日目	2日目	手術当日（3日目）
血圧 (mm Hg)	朝 昼 夕	 96/56 88/44	110/80 122/60 120/58	110/56 118/60 120/54	136/66 128/64（出棟時）
脈 (回/分)	朝 昼 夕	 72 70	70 78 72	70 72 78	72 76（出棟時）
体温 (℃)	朝 昼 夕	36.5 36.3 37.1	36 36.6 36.3	36.3 36.5 36	36.1 36.5（出棟時）
BS (mg/dl)	(朝) (昼) (夕)	150 154 160	94 160 214	93 170 73	97
食事 オリエンテーション（OR）		E1600kcal 術前 OR 薬剤部 OR 栄養科 OR	─────→ 麻酔科 IC 主治医 IC	禁食	禁飲食

2 術後看護の実際

術後は，全身状態の観察が重要であり，患者の微細な変化を把握しケアすることが，看護師に求められている．そのためには，術中の状態を把握した上で，術前からの状態と合わせて，術後に適切なアセスメントをする必要がある．入室直後より，心電図をモニタリングし，動脈圧，心拍数，不整脈の有無，スワンガンツカテーテルの圧データや心拍出量などを観察し，さらには血液検査，胸部 X 線検査，12 誘導心電図検査なども頻回に行い，術後の状態変化にすばやく対応し，術後合併症の早期発見と予防につとめる．

a．手術結果

off-pump CABG
　LITA-LAD；long on-lay 5cm
　AO-RA-#9（RA）
　RITA-OM-PL
　AO-SVG-#4AV-#4PD

麻酔時間　11：05～16：40（335分）

手術時間　11：40～16：30（290分）

輸血：無，出血：600 ml，血液バランス：−600，

輸液：5200 ml，尿量：150 ml，水分出納バランス：＋5050

b．術後アセスメント

糖尿病の既往のある患者であり，腎機能低下もあるため，麻酔の影響による腎機能の悪化

も考慮し，循環動態の観察を行う必要がある．また，高血糖は，創部感染や創部治癒力の遅延を招くため，血糖値を観察し，目標数値にコントロールできるようにする．

long on-lay のため，血栓閉塞による PMI も考慮されるため，術後の不整脈や心電図変化，心筋酵素データのチェックを行い，早期発見・早期治療が行えるように観察してゆく必要があり，メンタルと疼痛コントロールを図ることにより，セルフコントロール不足に陥ることなく病棟帰室できるように環境を整えるようにする．

c．術後看護計画

患者目標	健康維持に対して自己の健康目標を確定する． 病気からの回復，合併症予防のための望ましい健康行動を実施できるようにする． 感染の原因について認識し，感染予防の行動をとる． 危険因子・危険行動を理解し，安全な行動をとる．
看護目標	安全・安楽が守られ，手術が円滑に進行し，二次障害を起こすことなく ICU に入室することができる． 入室後，呼吸と血行動態の安定のための管理，観察を行い，早期抜管と早期帰室することができる．
看護診断	1．呼吸，循環動態の変調リスク状態 2．身体損傷のリスク状態 　・身体の一部，身体機能の損失 　・現在の状況，不確定な予後に対する不安 3．感染のリスク状態 4．栄養摂取消費バランスの異常 5．活動体制低下の状態
看護計画と実際	O-P 1．バイタルサインの定期的な観察． 　・全身の皮膚色，色調，冷感，末梢循環不全の症状，浮腫の観察 　・スワンガンツデータまたは，CVP モニターにより持続的に観察 　・心電図モニターによる不整脈，ST 変化の観察 2．呼吸状態（呼吸回数，呼吸困難の有無，喘鳴や起座呼吸，ラ音の有無，酸素飽和濃度，喘息や閉塞性肺疾患による術後への影響）の観察 3．水分血液バランス管理，観察 4．体液バランスの観察 5．麻酔からの覚醒状態，意識レベル，瞳孔の観察 6．疼痛の有無，程度，体動の状況を観察，褥創の好発部位の皮膚状況を観察 7．腸蠕動の有無，緊満感，膨満感などの腹部状態を観察 8．血液検査，X 線検査データの観察 9．不安言動，行動の有無，シンドロームの発症の観察 10．ME 機器の観察 T-P 1．定期的にバイタルサインの測定を行う 2．人工呼吸器の設定の説明と肺雑音聴取時や痰の貯留時に呼吸管理を行う 3．中心静脈ラインや尿管，挿管，胃管カテーテルなどの各種ラインを管理 4．ドレーンの管理の実施 5．輸液管理とバランス管理を 1 時間毎に実施 6．循環動態が安定していることを確認後に体位変換を 2〜3 時間毎に実施 7．疼痛，苦痛緩和ケアの実施 8．医療事故予防対策の徹底 9．スタンダードプリコーションを行い感染予防対策の徹底 10．十分に睡眠がとれるように環境整備を実施

看護計画と実際	11. 指示の薬物療法の実施
	12. 早期離床に向けてリハビリテーションの実施
	E-P
	1. 異常時のナースコールの依頼
	2. 術後早期リハビリテーションの必要性を説明
	3. 清潔保持の必要性の説明
	4. 創部の管理
	5. 現在の治療内容と今後の方向性を説明

d．看護の経過（表 2-25）

　　カテコラミンを投与しながらも，循環動態は維持できており，血圧 100 台，HR 60〜70 台（洞調律）で経過した．手術中の水分出納バランスは，＋5050 であったが，自尿が 40〜60 mL/h であり，術後の CRF 悪化も懸念されたが，輸液量の調整のみで，その後緩慢ではあるが，尿量を維持できるようになり，腎機能が悪化することはなかった．また，血糖値は，150〜200 mg/dL を目標とし，適宜インスリンを使用することにより，良好なコントロールができた．そのため，感染徴候や炎症所見の上昇はなかった．long on-lay の場合，血栓性閉塞の危険性は少ないとされているが，活性凝固時間 active coagulation time（ACT）を観察して抗凝固薬が開始となった．抗凝固薬開始後も，ドレーンからの出血は増加なく，心筋逸脱酵素などの低下を認め，術後合併症の発症と循環動態の破綻をきたすことなく，術後 8 時間で抜管された．その後，セルフコントロールと疼痛コントロールを図ることができ，手術翌日に立位負荷を実施し，循環動態に問題がないことを確認した後に病棟帰室した．

おわりに

　　近年，術前・後ともに入院期間が短縮されてきているなかで，手術前〜手術後の継続看護が重要になっている．手術とは，患者にとって人生を左右されるできごとであり，手術を受けると決断するまでには，いろいろな心理的葛藤があると思われる．その思いを受け止め，適切なケアを行ってゆくためにも，他職種を含めたチームで情報共有を行い，それぞれの職種が専門性を発揮して介入を行い，質の良い医療と看護を提供することが，心臓血管外科術後の急性期患者をケアするユニットの看護師の役割と考える．

表 2-25 術後急性期の経過

	入室時	1h 後	3h 後	6h 後	抜管時 (8h 後)	抜管後 1h	抜管後 3h	抜管後 6h	帰室時(抜管後 11h)
血圧(mm Hg)	82/50	112/60	116/76	104/50	108/50	80/44	84/50	90/52	118/50
脈拍(回/分)	60	58	56	66	70	72	72	78	72
体温(℃)	33.8	34	36.1	36.3	36.6	37.3	37.4	37.1	36.7
呼吸(回/分)	10	10	10	14	12	14	15	15	19
尿量(ml)		40	40〜60	80〜90	60	40〜60	40〜55	55	45〜60
CVP(mm Hg)	2	3	4	5	4	4	4	4	
モード	SIMV 10 ──────→ 8				CPAP				
酸素濃度	50%	40%			FM 50%	→ NC4L		→ NC3L	→
SpO₂	99	99		99	99	100	100	100	100
pH	7.372		7.397	7.349	7.345			7.359	
PaO₂	194		168	175	167			159	
PaCO₂	31		32.5	36.5	38.8			35.7	
BE	−5.1		−4	−5	−4.1			−4.8	
HT	31		32	26	29			22	
TP	4.6		5.5	4	4.4			4.5	
K	4.1		3.7	4.2	3.9			4.3	
BS	161		150	158	146			171	
(インスリン)	(2U)		(2U)	(2U)				(2u)	
ACT	182		152						
WBC	9.6							8.4	
RBC	3.31							2.22	
HB	10.6							7.2	
HT	31.1							21	
CK	158			238				294	
CK-MB	15			16				13	
AST	14			18				18	
ALT	10			10				9	
LDH	110			120				106	
BUN	27.9			27.9				29.2	
Cr	1.2			1.07				1.2	
CRP								2.65	

MAP4 単位

ドパミン® 5 ml/h ──────────→ 4 ml/h ────→ 3 ml/h → 2 ml/h ──────→ 病棟帰室
ノルアドレナリン® 2, 5A/50 ml　5 ml/h→7→ 5 ml/h→3→1→off
SG 48mg/50 ml　3 ml/h ──────────────────────→ off
オノアクト® 250 mg/50 ml　3 ml/h ──────→ off
ローヘパリン® 5000 単位/NS 50 ml　2 ml/h ──────────────→ 病棟帰室
ST₃® 40 ml/h ──────────────────────────→ 病棟帰室
Volume 500 ml/h ─────→ 600 ml → 400 ml ──→ 100 ml → 60 ml ──→ 病棟帰室
　　　　　　　　　　　　　　　　　　　アルブミナー 2 本へ変更
ユナシン S® 1.5 g ×2

〈小池洋子〉

3 大動脈疾患

1 急性大動脈解離の治療と看護

大動脈疾患には，大動脈瘤と大動脈解離があり，大動脈解離は急性に発症し，生命の危機的な状態に陥る．そのため，的確な診断と迅速な対応が重要となる．

A 定義

大動脈壁は約 2 mm の厚さであり，内膜，中膜，外膜の 3 層から構成されているが，大動脈の壁が中膜の深さで剝離し，動脈壁が 2 腔となった状態を大動脈解離 aortic dissection（AD）という．

B 病態生理

好発年齢は 60〜70 歳代に多く，男性は女性の約 2 倍の確率で発症する．

本来の動脈腔を真腔，壁内に新たに生じた腔を偽腔（解離腔）といい，真腔から偽腔への流入孔を entry（入孔部），偽腔から真腔への流入孔を re-entry（再入孔部）という（図 3-1）．真腔，解離腔の両方に血流がある場合は解離腔開存型とよばれ，急性期のきわめて早期に解離腔が血栓で閉塞した場合は，早期血栓閉鎖型とよばれる．また，大動脈径が拡大して瘤を形成した場合にのみ，解離性大動脈瘤という．

慢性期（2 カ月以降）になると，解離腔は内膜に覆われ安定するが，解離腔の拡大は再解離や破裂の前兆であり，大動脈最大径が 6 cm 以上になれば手術適応になる．

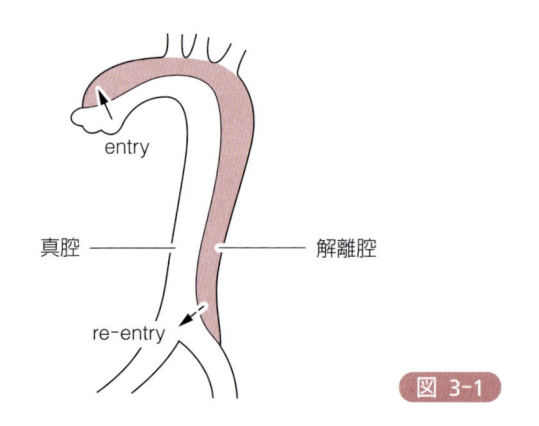

図 3-1

C 分類

解離の部位，範囲，entry の位置などにより病型分類される．DeBakey と Stanford 分類があるが（表 3-1），治療の緊急度や緊急手術の判断，予後の予測などの理由で，最近では後者の分類が多く使われる．

D 合併症と症状

急性大動脈解離の症状には，血管の解離に伴う症状，瘤に伴う症状，および解離に伴う阻血症状がある．最も典型的な症状として，胸痛が特徴的であるが，激しい胸痛や背部痛を訴える場合には，急性心筋梗塞との鑑別が必要である．また，解離が発症することにより，さまざまな身体所見が出現しその結果，術後にまで及ぶ合併症が残存する場合がある（図 3-2）．

表 3-1 DeBakey と Stanford 分類

	分類	病態（図）
DeBakey 分類	Ⅰ型: 上行大動脈に entry が存在． 弓部大動脈〜外腸骨動脈まで解離が進行する型．	Ⅰ型
	Ⅱ型: 上行大動脈に entry が存在するか，上行大動脈に解離が限局する型．	Ⅱ型

表 3-1 つづき

	分類	病態（図）
DeBakey 分類	Ⅲ型: Ⅲa 鎖骨下動脈分岐部〜縁位側の下行大動脈に解離が限局する． Ⅲb 横隔膜を超えて腹部大動脈あるいはそれより縁位側にも解離にある型．	Ⅲa型　　Ⅲb型
Stanford 分類	A型: 上行大動脈に解離が存在．	
	B型: 上行大動脈に解離が存在しないものすべて．	

E　鑑別診断

背部痛が主訴の疾患には，大動脈解離以外に，狭心症や心筋梗塞などの虚血性心疾患，気胸，胸膜炎，肺炎などの呼吸器疾患や膵炎，胆石などの消化器疾患によるものがある．早期

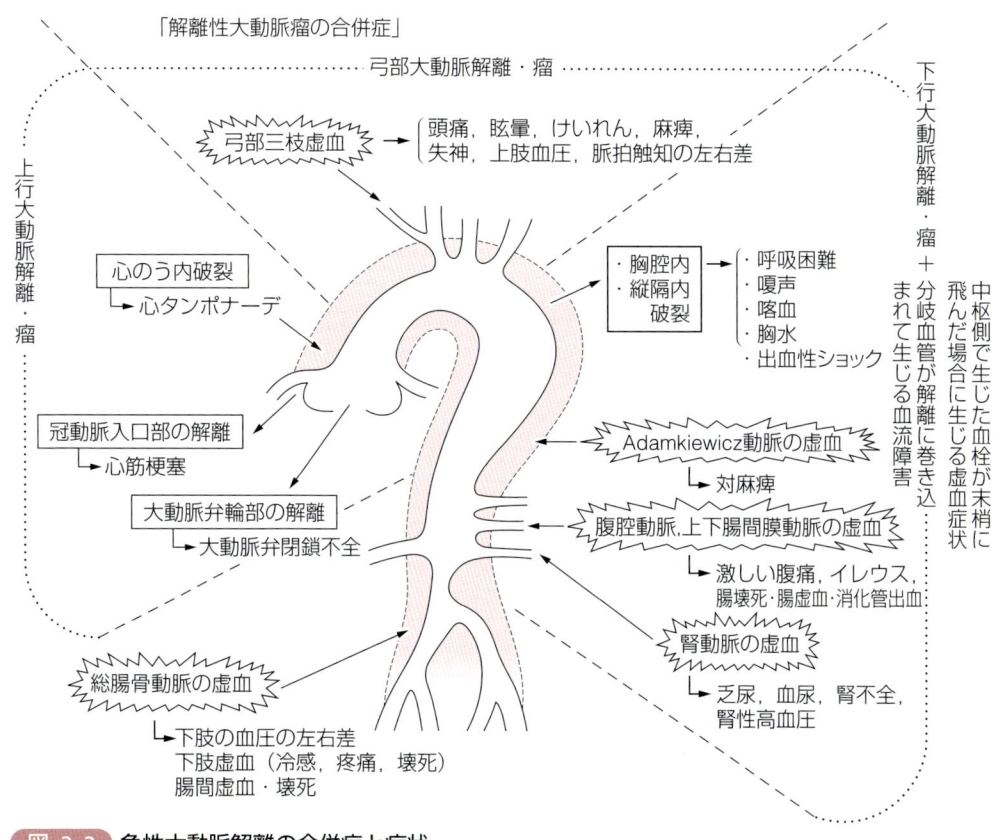

図 3-2 急性大動脈解離の合併症と症状

に鑑別するためには，胸部 X 線で縦隔の拡大を確認するとともに，心電図上の ST 変化の有無，血液検査データ，超音波検査などを実施する．肺炎や胸膜炎の場合は縦隔の拡大所見はなく，また心電図の ST 変化の有無で消化器疾患を否定できる．しかし，DeBakey I 型の大動脈解離で，冠動脈入口部まで解離が及んでいる場合には，心電図変化が出現するため，狭心症や心筋梗塞との鑑別が困難な場合がある．虚血性心疾患との鑑別のためには，冠血管拡張薬の舌下錠を内服し，症状が軽減する場合は大動脈解離を否定することができる．この一連の判断を早急に行うことが，救命に繋がるため重要になってくる．

検査項目：心臓超音波検査，コンピュータ断層撮影，核磁気共鳴検査，血液検査，経食道超音波，心電図検査，胸部 X 線撮影など

F 治療と手術適応

1 治療方法

DeBakey I・II 型，Stanford A 型：緊急手術

DeBakey III 型，Stanford B 型：原則的には保存的療法となるが，外科治療になることもある．

② 手術適応となる主な症状

- 血圧コントロール困難で，疼痛が持続する場合
- 解離の拡大が考慮される場合
- 破裂
- 解離腔の拡大
- 真腔の閉塞，逆行性解離
- 各臓器虚血の合併

G 看護の実際

症例提示

〈保存的治療の事例〉

症 例 48歳，女性

既往歴 22歳クローン病，子宮筋腫，入眠時無呼吸にてCPAP使用，リウマチ．

嗜 好 喫煙，飲酒なし．

家族構成 心疾患の家族歴なし．父親がアメリカ人で患者はハーフ．夫は日本人で子どもはなく，結婚して20年日本に滞在しているため，言語のコミュニケーションに問題は認めなかった．患者は専業主婦．

入院までの経過

主訴は背部痛．2カ月前より胸部大動脈の拡大を指摘され，近医にて降圧薬を投与されていたが，数日前より，買い物中に背部痛が出現するようになり，徐々に痛みの増強と出現頻度が増加傾向にあり，救急要請し緊急入院となった．

入院時の状態

意識；レベルクリア．背部痛は我慢できる程度であり，収縮期血圧は100～130mmHgと安定していたが，受診前の数日間で痛みの頻度が増加傾向にあったため，「外科的治療もあり得るのではないか」と思いながら救急要請していた．そのためか，患者の表情は険しく緊張している様子であった．

CT・エコー・心電図などの諸検査の結果を受け，薬物・食事療法の方針となった．

入院前の食事は日本食中心ではあったが，濃い目の味付けを好まれていた．

検査データ；WBC 5.7×10^3/μl，RBC 4.52×10^6/μl，Hb 13.7 g/dl，HT 40.7%，PLT 247×10^3/μl，APTT 26.3秒，PTINR 1.37，CK 25 IU/l，AST 21 IU/l，ALT 11 IU/l，LDH 192 IU/l，ALP 155 U/l，総コレステロール 220 mg/dl，BUN 12.5 mg/dl，クレアチニン 0.52 mg/dl，血糖 96 mg/dl，HbA1c 5.4%，CRP 0.25 mg/dl，BNP 50.2 pg/dl．

入院時診断 ＃1　DA（DeBakey Ⅲb）
　　　　　　＃2　橋本病

#3 リウマチ
#4 マルファン症候群

1 看護の実際

　以前より胸部大動脈の拡大があり，降圧薬を投与し，経過観察中であったが，症状出現によって緊急入院したことで，急激な解離の進行も考慮されるため，患者は死を認識するような恐怖心を抱く．そのため，急性期は病態の把握，血圧のコントロール，精神面のアセスメントが重要であり，回復期は食事・薬物療法の指導や日常生活習慣の見直しなどを行い，急性増悪の症状を見落とさないように適切なアセスメントをする必要がある．

a．入院時アセスメント

　発症してから2カ月ほど経過しており，炎症所見は認めなかった．しかし，症状の悪化に伴う入院のため，急性増悪の可能性もあるため，急性解離の症状の1つである上下肢圧差の出現と胸背部痛の急性増悪症状を観察してゆく必要がある．また，入院中より血圧コントロールの重要性の理解を含め，血圧の上昇や自覚症状の変化に留意しながら看護指導を導入してゆくことにより，社会復帰後にセルフケアの確立に繋がるように介入することが必要である．

b．保存的治療の看護計画

患者目標	不安を表出し，不安の原因に対する正しい知識を得る． 症状コントロールを図ることにより，気分転換方法を見出す． 日常生活動作（ADL）の維持・増進（セルフケアコントロール）． 疼痛が自制内に保たれ，日常生活活動を妨げない．
看護目標	安静療法，薬物（降圧）療法，酸素療法により解離性動脈の拡大および破裂を防ぐことができる．
看護診断	1．精神的変調に伴う身体，精神面のリスク状態 　・現在の状況，不確定な予後に対する不安 　・治療，環境，死への危険性 2．治療に伴う活動能力低下のリスク状態 3．慢性疼痛から急性疼痛へ移行するリスク状態
看護計画	O-P 1．バイタルサインの観察 　・血圧上昇に留意し，脳・腎血流に影響を及ぼさない程度に血圧を管理する． 　・体温，四肢の血圧，左右差，動脈触知の有無． 2．呼吸状態（Spo$_2$，回数，パターン，深さ，喘鳴の有無，閉塞性肺疾患の有無）の観察 3．胸部症状（on set 時間，部位，程度，痛みの移動，ショック状態の有無）の観察 4．全身状態（意識レベル，末梢循環，水分出納）の観察 5．検査データ（胸部X線写真，CTスキャン，心エコー，血液）の観察 6．不安の状態（表情，言動）の観察 T-P 1．安静，バイタルサイン（降圧療法，末梢動脈の触知状況の確認）測定を行うがショック状態であれば下肢の挙上をする． 2．酸素，輸液，水分出納の管理を行う． 3．疼痛の緩和についての説明をする． 4．破裂を疑われる症状や徴候時は緊急手術の可能性を考え，準備し説明する． 5．輸液管理について説明する．

看護計画	6．セルフケアの獲得についての説明をする．
	E-P
	1．安静度，運動療法についての指導
	2．降圧薬，血圧コントロールについての指導
	3．異常を思わせる症状や徴候があれば，すぐに連絡するように指導
	（腹部不快，腰背部痛）
	4．排便コントロールについて指導

② 看護の経過（表3-2）

　薬剤投与下に血圧コントロール治療を進めていたため，自覚症状の悪化や安静度の必要性を指導した．その結果急性増悪を発症することなく経過した．その後も，安静度はトイレ歩行のみとし，食事指導を導入した．血圧の急激な上昇による症状の悪化や，解離の再燃の可能性を考慮し，排便コントロールを厳重に行った．また，緊急入院ということもあり，生活

表 3-2　入院の経過

		入院直後	4h後	8h後	18h後	1日	2日	急性期14日 5日	6日	10日	12日	退院日
血圧 (mmHg)	LA	130/66	108/70	114/52	108/46							
	RA	118/62	100/60	122/56	114/46	112/58	132/68	126/60	112/58	120/58	128/64	130/68
	LF	120/	114/	108/	98/							
	RF	120/	110/	108/	108/							
脈拍			68	72	72	60	74	70	78	74	64	74	68
体温（℃）		36.8	36.4	36.2	36	36.8	36.6	36	36.1	35.6	36.4	36.2
呼吸			16	14	12	10							
酸素濃度		ROOM										
SpO₂		95	95	95	95	中止						
夜間のみCPAP装着中 ──────────────────────────────→												
WBC		5.7						7.8			4.6	
RBC		4.52						4.53			4.19	
HB		13.7						13.7			12.8	
HT		40.7						40.8			37.9	
CK		251						141			151	
AST		211						151			181	
ALT		111						61			61	
LDH		192						163			164	
BUN		12.5						13			12.8	
Cre		0.52						0.52			0.56	
CRP		0.24						3.14			0.57	

ミオコール® 3 ml/h ─────→ off
　　ニトロール® 0.05% 4 ml/h ──────────────→ off
　　　　　　　　　　　　　ペルジピン® 2 ml/h ─────→ off
安静度　トイレ歩行 ──────────────────────→ 病棟内へ　500 m歩行　院内free

h：時間

習慣の変化による不眠などにならないように，メンタルフォローをして環境を整えていった．その後も，血圧の急激な上昇や背部痛の出現もなく検査所見も改善傾向にあった．徐々に安静度の拡大を行いながら，退院に向けて栄養指導と退院後の生活指導を行い，セルフケアが実施できるように介入した．その結果，合併症の併発なく，退院の日を迎えることができた．

症例提示

〈緊急手術の事例〉

症　例　58歳，女性

既往歴　尿管結石，ウィルス性骨髄炎

嗜　好　喫煙20〜30本/日×40年．飲酒1合/日．

家族構成　夫と娘1人息子1人の4人暮らし．専業主婦で，趣味はフラダンスで週1〜2回参加していた．父は胸部大動脈解離にて手術した既往がある．

入院までの経過

主訴は胸痛．早朝7時，起床時に突然の胸痛と呼吸苦が出現し，救急者を要請し，近医に搬送された．心電図でSTの低下あり，単純CTを施行したところ，DA I型と診断され，緊急手術のため，同日11時に入院となった．

入院時の状態

意識；レベルクリア．

胸痛7/10，血圧は170/80mmhgと上昇しており，降圧薬を使用して血圧コントロールを図った．また，喫煙歴もあるため，酸素飽和度はroom airで95%と低値であり，呼吸苦の訴えがあったため，すぐに経鼻カニューレ4 lで酸素療法を開始したところ，98%維持でき，呼吸苦は軽快した．

検査データ；WBC 16.1×10^3/μl，RBC 3.79×10^6/μl，Hb 12.3 g/dl，HT 35.3%，PLT 207×10^3/μl，TT血漿 80.7，PTINR 1.37，CK 276 IU/l，CK-MB 19 IU/l，AST 171 IU/l，ALT 5174 IU/l，LDH 516 IU/l，ALP 196 IU/l，BUN 12.8 mg/dl，クレアチニン 0.39 mg/dl，CRP 4.42 mg/dl，BNP 200 mg/dl，中性脂肪 47 mg/dl，総コレステロール 138 mg/dl，血糖 302 mg/dl，HbA1c 5.8．

入院時診断　#1　DA（DeBakey I型）

　　　　　　　#2　糖尿病（II型）

　　　　　　　#3　高血圧

　　　　　　　#4　高脂血症

1　術後看護の実際

入院後すぐに，DA（DeBakey I型）に対して，緊急手術を行った．

術後は，全身状態の観察が重要であり，些細な患者の変化を把握しケアすることが看護師に求められている．そのため，呼吸器の観察，心電図・動脈圧などの連続モニタリングを入室直後より開始し，血液検査・X線検査・12誘導心電図検査も行われる．

看護師は術後合併症の予防と早期発見に努めるためにも，適切なアセスメントをする必要がある．

a．術後アセスメント

発症からすぐに緊急手術となっており，状況把握が困難な状態であり，環境の変化による失見当に陥りやすいため，術後覚醒時には十分な状況説明を行い，不安を除去するようなメンタルフォローが重要になってくる．

また，大血管の置換術直後であり，循環動態の変調に留意するとともに，喫煙歴もあるため，術後のガス交換障害の予防に向けた呼吸ケアを取り入れる必要がある．また，糖尿病に対して血糖コントロールを徹底することが，創部の治癒速度を遅延させないためにも重要になってくる．また，帰室前にはリハビリ導入をして，循環動態の変調がないか確認し今後の安静度の拡大に向けて観察してゆく．

b．看護計画

患者目標	リスクの原因に対する正しい知識を得る． 不安を表出することができ，現在の状況を受け入れる． 治療・検査について必要な情報が十分得られ，納得のいく治療の選択をする． 現実を正しく把握する．
看護目標	安静，薬剤（降圧），酸素治療により解離性動脈の拡大および破裂を防ぐことができる．
看護診断	1．解離に続発する急性疼痛のリスク状態 2．体外循環や手術侵襲に伴う循環動態の変調しやすいリスク状態 3．精神的変調に伴う身体リスク状態 　・治療・環境・死への危険性や不確定な予後に対する不安 　・身体機能の損失 　・生活活動パターンの変調 　・体外循環や手術侵襲に伴う術後合併症のハイリスク状態 4．術後呼吸状態の変調を予測したリスク状態 5．予期されぬ発症によるライフスタイルに与えるリスク状態
看護計画	O-P 1．バイタルサイン（体温，四肢の血圧，左右差，動脈触知の有無）の観察 2．胸部症状（on set 時間，部位，程度，痛みの移動，ショック状態の有無）の観察 3．呼吸状態（肺音，SpO_2，回数，パターン，深さ，喘鳴，閉塞性肺疾患などによる術後への影響）を観察 4．全身状態（意識レベル，末梢循環，水分出納）の観察 5．麻酔からの覚醒状況，意識レベルの観察 6．ストレス，不安状況（表情，言動） 7．創痛の有無・程度 8．感染徴候（創部，ライン挿入部，熱型，血液データ） 9．検査データ（胸部X線写真，CTスキャン，心エコー，血液データ） T-P 1．バイタルサイン，呼吸状態の定期的な観察と実施を行う． 2．肺理学療法（吸引，呼吸リハビリ，深呼吸など）の援助に対する説明と実施を行う． 3．ラインの管理と輸液管理をする． 4．安静度の説明をする． 5．疼痛の緩和コントロールを図る．

看護計画	6．体温観察を行いながら身体の清潔保持に努め，感染予防対策についての説明をして実施する． 7．予期せぬ発症に伴う精神的不安やストレスなどを，表出できるように環境を整えてゆく． 8．排泄コントロールの重要性を説明する． 9．褥創予防対策の説明をして実施する． E-P 1．覚醒状況にあわせて，現在の状況や今後の予定などを説明・指導 2．肺理学療法の必要性についての説明・指導 3．安全の必要性について説明・指導 4．リハビリの進行状況にあわせた安静度の説明・指導 5．血圧コントロールについての説明・指導

2 看護の経過（表3-3）

　DA（DeBakey I型）の緊急手術を施行し，血圧コントロール，出血の予防，呼吸器合併症の予防に留意しながら看護を行った．血圧コントロールは良好であり，術後の出血も安定していた．多量喫煙者であり，肺理学療法を積極的に行った後に，循環動態の安定を待って術当日に抜管に至った．その後は，環境の著しい変化に順応できるような介入を行ったが，20年来の愛煙家ということもあり，「煙草はいつになったら吸えるのかな？」「コーヒー飲みたいな」などの訴えが認められたが，ICUシンドロームを起こすことなく経過した．血糖値は150 mg/dl以下を目標にインスリン投与を行い，感染兆候は認めなかった．

　術後3病日目に循環動態の安定も図れたため，リハビリの導入を行ったが，血圧の急激な上昇や運動負荷による脈拍の変調をきたすことなく経過し，一般病棟転出となった．

まとめ

　大動脈疾患は，外科的・内科的治療を要する場合の2種類あるが，看護師の求められているものは，内科・外科を問わず，わずかな状態の変化を見逃さずに読み取れる能力であると考える．

　またフィジカルアセスメント能力を身につけることにより，個別性のある看護の提供ができることが，ユニットの看護師の役目といえる．

表 3-3 術後の経過

	入室時	3h 後	6h 後	12h 後	抜管時 18h 後	抜管後 2h	抜管後 6h	抜管後 12h	病棟転出
血圧(s)(mm Hg)	90	116	116	150	150	126	120	104	132
血圧(d)	52	76	76	84	94	70	72	72	80
脈拍	96	96	106	90	80	72	74	80	64
体温(℃)	35	36.1	37.2	36.2	36	37	37	35.8	36.8
呼吸	12	14	23	20	20	18	19	15	20
尿量	435	1105	1855	2595	3245				
モード	SIMV ──────────────→ CPAP ──── FM ──────────────────────────→								
酸素濃度	60%	50% ──────────────→ 50%				70% ──────→ 8 l ────────────→			
SpO_2	99		97	98	97	96	99	98	
pH	7.313	7.369	7.458	7.444	7.45	7.42	7.432	7.431	
PaO_2	144	122	82.4	89.6	81.3	87.5	81.4	84.6	
$PaCO_2$	46.2	42.8	35.9	36.1	34.6	37.5	36.2	36.2	
BE	−2.8	−0.7	1.9	1	0.6	0.1	0.3	0.2	
HT	28	30	37	37	37	35	37	35	
TP	6.5	6.3	6.6	6.5	6.5	6	6.5	6.4	
WBC	13.5			16.1				22.1	
RBC	2.79			3.79				3.52	
HB	9			12.3				11.3	
HT	26			35.3				33.1	
CK	152	233		276				205	
CK-MB	22	22		19				12	
AST	192	226		171				54	
ALT	157	190		174				109	
LDH	487	604		516				415	
BUN				12.8				18.5	
Cre				0.39				0.42	
CRP				4.42				4.68	

イノバン® 5 ml/h ──────────────→ 2 ml/h ──→ 1 ml ──→ off
ノルアド® 2, 5A/50 ml すぐに off
シグマート® 48 mg/50 ml 4 ml/h ──────────→ off
　　　　オノアクト® 250 mg/50 ml 2 ml/h ──────→ 4 ml　　　　2 ml ──→ off
ペルジピン® 2 ml/h ──────────→ 5 ml ──────→ 10 ml ──────────────→ 6 ml ──── 4 ml 病棟帰室
　　　　　　　　　　NTG 4 ml/h 6 ──→ 8 ──→ off
ST_3 40 ml/h ──→ 病棟帰室
Volume 400 ml/h ────────→ 100 ml ──────→ 60 ml ─────────────→ 病棟帰室
グリセオール® ×2
ユナシン S® 1.5 g ×2

h: 時間

〈小池洋子〉

3 大動脈疾患
2 腹部大動脈瘤破裂の治療と看護

　大動脈瘤とは，動脈が異常に拡張し，瘤状に拡大した状態をいう．瘤の部位による分類と，形態による分類，瘤の壁の構造による分類がある（表3-4）．ここでは，腹部大動脈瘤の破裂（abdominal aortic aneurysm rupture；AAA rupture）の治療と看護について述べる．

A 定 義

　腹部大動脈瘤とは，腹部の大動脈壁が脆弱になり，瘤状に拡大した状態をいう．血管壁は内膜・中膜・外膜の3層構造からなっているが，構造破壊を伴いながらも，3層構造を保持したまま拡張しているのが特徴である．瘤の最大径が4 cm以上を手術適応としているが，原因の多くは動脈硬化症で，腎動脈以下の腹部大動脈が好発部位で，次いで弓部大動脈に発症する．腹部大動脈瘤患者には高率に他の動脈硬化疾患を合併していることがある．
　形態的には囊状と紡錘状に分類され，囊状は破裂しやすく，瘤破裂や瘤切迫破裂した場合は外科的治療が優先される．

表 3-4 分類

部位による分類	胸部大動脈瘤 ・上行大動脈瘤 ・弓部大動脈瘤 ・下行大動脈瘤 ・胸腹部大動脈瘤 腹部大動脈瘤
形態による分類	紡錘状瘤 囊状瘤
壁の構造による分類	真性動脈瘤 解離性大動脈瘤 仮性動脈瘤

B　分類

1）真性動脈瘤
- 動脈壁が脆くなり，局所的に拡大している状態である．
- 限局性に突出した囊状瘤と全周性に拡大した紡錘状瘤を認める．

2）解離性大動脈瘤
- 内膜に解離が起こり，その部位から血液が流入し，中膜組織を2層に解離させた状態である．急性期には瘤は認めないが慢性期に瘤化したものをさす．

3）仮性動脈瘤
- 内膜と中膜が破綻して外膜下に瘤が形成されるものをさす．
- 囊状瘤の場合が多いとされる．

C　鑑別診断

大動脈瘤では，進行・拡大するまで自覚症状が乏しい．腹部大動脈瘤では，腹痛や拍動性腫瘤を主訴としてあげられるが，たまたま発見されることのほうが多い．さらに，胸部大動脈瘤では瘤が著明に増大しない限り身体所見で異常がみられることは少ない症例である．また，瘤の発生部位により冠動脈病変の存在も疑われるため，診断は重要になってくる．

検査項目：胸腹部X線，腹部超音波，CTスキャン，大動脈造影

D　症状

瘤の拡大によって，周囲の臓器を圧迫して生じる症状によって自覚されることがある．症状としては，下腹部痛や腰痛のほかに，左反回神経麻痺による嗄声，食道圧迫による嚥下障害，胸膜圧迫による血痰，胸痛などがある．

そのため，これらの症状が出現したときは，破裂の危険が迫っていると考える．瘤破裂によってショック状態の場合，予後は不良となる．

E　治療

腹部大動脈瘤に対して行う手術療法は下記に示したようなグラフト置換がある．

・直型（I字型）グラフト置換
　瘤が腹部大動脈に限局している場合（図3-3）．
・Y字型グラフト置換
　瘤が総腸骨動脈に及んでいる場合（図3-4）．

図 3-3　I字型グラフト置換

図 3-4　Y字型グラフト置換

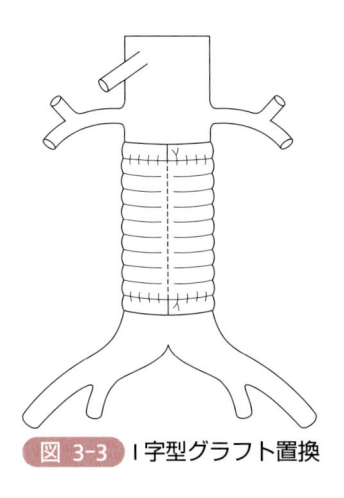

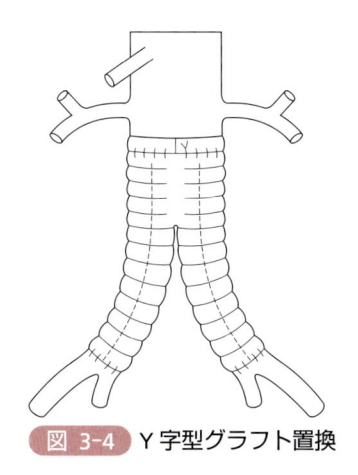

F　合併症

　瘤破裂などにより，周囲臓器を圧迫して生じる症状として，嗄声や血痰，嚥下障害があるが，術前の合併症が術後の回復に影響を与える場合があるため，術前・後の症状には留意すべきである．

　術後出血：術前に線溶亢進している場合があり，出血傾向をきたしている場合がある．そのため，再開胸止血術，播種性血管内凝固症候群 disseminated intravascular coagulation syndrome（DIC）を合併した症例では治療を行う．

　脳梗塞：動脈瘤からの血栓遊離により発症する可能性があるため，症状や異常の早期発見に努め，発症時は早期治療に努める．

　肺炎：誤嚥による肺炎やその他の感染症の併発の可能性があるため，早期離床，呼吸訓練を積極的に行いリハビリに努める．

　術後腸閉塞：開腹手術による腸管の癒着による腸閉塞・腸管壊死を発症しやすいため，早期離床を促す．

　感染：抵抗力の低下による易感染状態のため，スタンダードプリコーションを徹底する．

　瘤破裂：血圧管理・安静度の逸脱により発症の危険性があるため，血圧コントロールを行う．

G　看護の実際

症例提示

症　例　80歳，男性
既往歴　特記なし

嗜　好　喫煙 20〜75 歳まで 2 箱/日．機会飲酒．
家族構成　心疾患なし．妻，息子 2 人あり．現在は妻と 2 人暮らしで無職．囲碁・将棋が趣味．息子から身体のことを大切にするように言われ，5 年前に禁煙をした．禁煙はスムーズにできた．

入院までの経過
　　腹痛が主訴．左下腹部痛を認めることがあったが，がまんできる範囲のため医療機関受診せずに約 9 カ月間経過観察していた．今回も，腰部痛出現から腹部に激痛を認めるまで約 6 時間経過観察した後に救急依頼し，本診断を受けた．

入院時の状態
　　搬送時，意識レベルはクリア，腹痛 8/10，血圧 170/80mmHg も直後にショック状態になり血圧 90/30 まで低下．緊急手術適応となりすぐに OPE 室へ出棟となった．
　　検査データ；WBC $166×10^3/\mu l$，RBC $2.47×10^6/\mu l$，Hb 7.3 g/dl，HT 21.6%，PLT $166×10^3/\mu l$，APTT 26.3 秒，PTINR 1.37，CK 106 IU/l，CK-MB 13 IU/l，AST 10 IU/l，ALT 5 IU/l，LDH 158 IU/l，アミラーゼ 40 IU/l，BUN 19.3 mg/dl，クレアチニン 1.18 mg/dl，血糖 307 mg/dl，HbA1c 5.6%，BNP 25.7 pg/ml，CRP 2.83 mg/dl．

入院時診断　＃1　腹部大動脈瘤破裂

1 緊急手術前アセスメント

　自覚症状が発症後，約 9 カ月経過していたが，今回破裂のため，緊急搬送に至っており，搬送直後にショック状態となっていた点，DIC を合併している可能性もある．
　そのため，術後は開腹下に感染や腸閉塞，肺炎などの合併症に留意しながら全身状態の観察と異常の早期発見に努めてゆく必要がある．また，50 年来の喫煙既往があったため，呼吸器症状の観察を行いながら肺理学療法を行っていく必要がある．

2 手術後アセスメント

　開腹中には腸蠕動は認めなかったため，術後はイレウスの発症が懸念されると考えられた．そのため，腹部症状，腹囲，胃管からの排液の量や性状，検査データの観察を厳重に行い異常の早期発見に努める必要がある．閉腹後は疼痛コントロールを行いながら，積極的に肺理学療法を行うことで，早期離床・早期抜管に繋がるように，ケアを取り入れる必要がある．
　また，高齢ということと緊急手術を行ったことによる現状把握困難状態に陥る可能性も考えられるため，早期に病棟帰室できるように介入してゆく必要があると考えられる．

a．術後看護計画

　　主に術後の治療における看護について述べる．

患者目標	疼痛をコントロールする方法を理解し，日常生活活動を妨げない． 疼痛や不安の表出ができる． 不安の原因に対する正しい知識を得る．

看護目標	急性期：麻酔・術操作の影響により呼吸，循環動態が不安定な状態にあり，かつ集中治療室という特殊な環境により，精神的にも不安定な状態にあるため，呼吸循環動態を適切に観察し，合併症を早期発見するとともに，精神的なケアを行い，急性期を脱することができる． 亜急性期：急性期を脱し循環動態が安定した状態であるが，術後合併症の早期発見に努めながら，早期離床できるようケアし，退院指導を行い心身ともに安定したなか，退院できる．
看護診断	1．破裂に続発する急性疼痛のリスク状態 2．精神的変調に伴う身体リスク状態 　・治療・環境・死への危険性や不確定な予後に対する不安 　・身体機能の損失 3．術後感染へのリスク状態 4．術後呼吸状態の変調を予測したリスク状態 5．予期されぬ発症によるライフスタイルに与えるリスク状態
看護計画	O-P 1．腹部症状（on set 時間，部位，程度，痛みの移動，ショック状態の有無）の観察 2．検査データ（胸・腹部 X 線写真，CT スキャン，心エコー，血液データ）の観察 3．全身状態（意識レベル，末梢循環，水分出納）の観察 4．バイタルサイン（体温，四肢の血圧，左右差，動脈触知の有無）の観察 5．呼吸状態（SpO_2，回数，パターン，深さ，喘鳴，閉塞性肺疾患などによる術後への影響）を観察 6．腹部症状の観察（腹痛，筋性防御，下血の有無），胃管からの排液量，性状の観察 7．出血の有無（創部・腹腔内出血の有無），腹囲測定，開腹中の膀胱内圧測定し増減の観察 8．麻酔からの覚醒状況，意識レベルの観察 9．ストレス，不安状況（表情，言動）の観察 10．創痛の有無，程度を×/10 で聴取 11．感染徴候（創部，ライン挿入部，熱型，血液データ）の観察 12．褥瘡予防対策の説明をして実施 T-P 1．バイタルサイン，呼吸状態の定期的な観察と実施 2．肺理学療法（吸引，呼吸リハビリ，深呼吸など）の援助に対する説明と実施を行う． 3．ラインの管理と輸液管理をする． 4．挿入物の管理を行う． 5．水分出納の管理 6．蠕動運動の有無や消化器症状の観察 7．胃管カテーテルやイレウス管からの排液量と性状の観察 8．安静度（Y グラフトの際は下肢の屈曲に注意）にあわせて，体位変換や早期離床を促す． 9．疼痛の緩和コントロールについての説明 10．体温観察を行いながら身体の清潔保持に努め，感染予防対策についての説明をして実施する． 11．予期せぬ発症に伴う精神的不安やストレスなどを，表出できるように環境を整えてゆく． 12．褥瘡予防対策の徹底を行う． E-P 1．覚醒状況にあわせて，現在の状況や今後の予定などを説明 2．疼痛増強時は過度な血圧上昇を避けるため報告してもらうように伝える． 3．下肢の血流を考慮し，股関節の過度な屈曲は避けるように説明する． 4．リハビリの進行状況にあわせた安静度の説明 5．異常を思わせるような症状や徴候（限局した鋭い痛みや間欠的な痛み）があれば，すぐに知らせるように説明する．

b．看護の経過

1）開腹中

　緊急搬送時，レベルクリアも両四肢の冷感著明　血圧，脈拍は維持されている状態にて手術室へ入室．Y-grfting 施行し，開腹下に手術終了した．以後は，感染，DIC，腸閉塞などの合併症に留意しながら，呼吸・循環管理と看護ケアの導入を行っていった．徐々に血圧は 120〜130 台，HR 90 台（SR），膀胱内圧 10 cm 前後に管理でき腸閉塞を合併することもなく，手術 4 日目には閉腹ができた．

2）閉腹後

　閉腹後，腹壁はやや硬く X 線上でもイレウス症状の増悪は認めなかったため，イレウス管は抜去となった．しかし，炎症所見が高値を示していたため，感染徴候に留意しスタンダードプリコーションの徹底と腹部症状の観察，循環動態の変調に留意しながら，早期離床に向けた疼痛コントロールを図っていった．その結果，炎症データは高値を示していたものの，重篤な合併症を発症することなく経過した．しかし，高齢ということもあり，ADL（日常生活動作）が縮小しないように，早期離床を進める必要があったため，全身状態が安定した時点で，閉腹後 3 日目で病棟へ帰室しリハビリプログラムを理学療法士（PT）に作成してもらい，早期退院に向けてのケアを進めていった．

おわりに

　大動脈瘤はほとんど自覚症状がないため，疼痛を訴えた時には切迫破裂の可能性がある．切迫破裂からショックに陥る可能性もあるので，ユニット看護師はわずかな状態変化に速やかに対応してゆくことが重要になってくるため，看護師はフィジカルアセスメント能力を身につけることが重要になってくる．しかし，患者にとって緊急手術を受けることは，予期せぬライフスタイルの変化をもたらすため，精神面の介入も行いながら，個別性のある看護の提供をするのも看護師の役目といえる．

■文献■

1) 山崎　絆，他．ハートナーシング（春季増刊）．心疾患テクニカルチェック〜クリティカル・パスにみるナーシングケア〜．大阪：メディカ出版；1998．p. 49-52.
2) 吉川絆一，松崎益徳．実践臨床心臓病学．東京：文光堂；1997．p. 87-105, 297-311.
3) 国立循環器病センター心臓血管部門．新心臓病血管外科管理ハンドブック．東京：南江堂；2005．p. 226-87.
4) 池松裕子．クリティカルケア看護の基礎　生命危機状態へのアプローチ．東京：メヂカルフレンド社；2003．p. 218-22.
5) 杉村修一郎．心臓外科ナースの疾患別ケアハンドブック．大阪：メディカ出版；2003．p. 192-209, 262-74.
6) 住吉哲哉，他．循環器 3 大疾患の病棟管理．大阪：メディカ出版；2005．p. 152-78.

7) 国立循環器病センター ICU 看護部. ICU 看護マニュアル. 2版. 大阪: メディカ出版; 2006. p.204-29.
8) 住吉哲哉, 他. 循環器看護ポケットナビ. 東京: 中山書店; 2007.
9) 榊原記念病院看護部. 看護基準書成人版.
10) 高梨秀一郎. 第61回日本胸部外科学会定期学術集会. DES 時代の冠動脈手術 (2). 榊原記念病院. 心臓血管外科. p.19.

〈小池洋子〉

4 急性左心不全

　心不全とは，疾患名ではなく，心臓のポンプ機能が不十分となったために何らかの症状や徴候が出現した状態を指す．心臓のポンプ機能が不十分となる原因は様々であり，心臓自体に問題がある場合と，それ以外の要因が引き金となり心不全を引き起こす場合とがある．そのため，患者の生活背景を十分聴取し，身体所見，各検査結果を総合的に判断した上で診断と治療を行う必要がある．また，心不全は，肺循環系にうっ血をきたす左心不全と体循環系にうっ血をきたす右心不全に分類され，発症経過によって，急性心不全と慢性心不全に分類される．そのなかでも急性左心不全を発症した患者は，循環動態・呼吸状態が非常に不安定であるため，CCUで管理が必要になる．CCU看護師は，病態生理を十分理解し，患者のわずかな変化も見逃すことなく，異常の早期発見と対応ができるという重要な役割があるといえる．また，患者のほとんどが，今までに味わったことのない呼吸困難に突然襲われるため，生命の危機を感じる．そのため，一刻も早く症状の緩和を図ることが最も重要である．

A　急性左心不全の定義

　何らかの原因によって，心臓に器質的・機能的異常が起こり，左心機能が障害され，心臓の予備能力に限界が生じたとき，血液を押し出す心臓のポンプ機能が急激に低下する．そのために心拍出量 cardiac output（CO）が低下し，全身の臓器の需要に対応する十分な血液を供給できなくなり，肺循環にうっ血を生じた状態である（図4-1）．

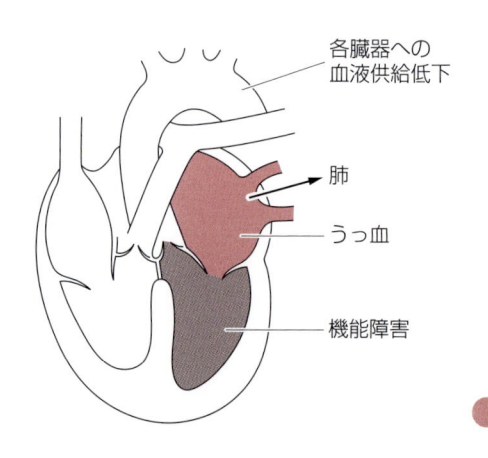

図 4-1　左心不全

次に示すいくつかの指標により，心不全の程度や重症度を表すことができる．

a．NYHA（New York Heart Association）心機能分類（表 4-1）

問診から，日常生活でどの程度身体活動が制限され不自由を感じているのかを確認し，心機能の状態を評価するために用いる．

b．Killip 分類

急性心筋梗塞症 acute myocardial infarction（AMI）による急性心不全において，主に肺の聴診所見に基づき心機能障害の程度を推測するために用いる．

c．Forrester 分類

スワンガンツカテーテルによって得られる，心臓の拍出量を表す心係数（2.2 $l/min/m^2$ を境界とする）と，静脈のうっ血の程度を表す肺動脈楔入圧（18 mmHg を境界とする）とから心不全の状態を4つに分類し，重症度を判定するために用いる．それぞれの分類に対して，適切な治療法を提案するものでもある．

d．スティーブンソン分類（図 4-2）

患者の臨床所見を参考に，うっ血の程度と末梢灌流の状態を把握するために用いる．

表 4-1　NYHA 心機能分類

Ⅰ度	心疾患はあるが，身体活動に制限はない．日常労作では，疲労，動悸，呼吸困難あるいは狭心痛を生じない．
Ⅱ度	心疾患があり，軽度の身体活動の制限がある．安静時または軽労作時には症状がないが，比較的強い労作（例えば，階段上昇，坂道歩行など）によって，疲労，動悸，呼吸困難あるいは狭心痛を生じる．
Ⅲ度	心疾患があり，高度な身体活動の制限がある．安静時には症状がないが，比較的軽い日常的な労作でも疲労，動悸，呼吸困難あるいは狭心痛を生じる．
Ⅳ度	心疾患があり，いかなる身体活動も制限される．安静時にも心不全症状や狭心痛が存在し，労作によりそれらが増強するもの．

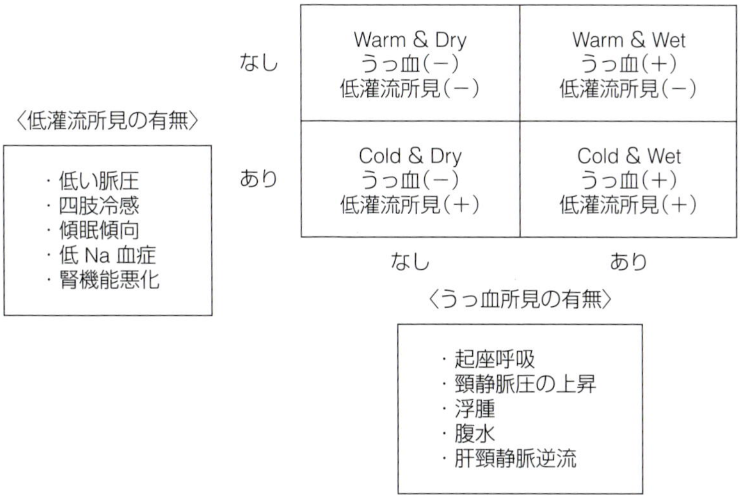

〈低灌流所見の有無〉
・低い脈圧
・四肢冷感
・傾眠傾向
・低 Na 血症
・腎機能悪化

	うっ血所見の有無：なし	うっ血所見の有無：あり
低灌流所見：なし	Warm & Dry　うっ血(−)　低灌流所見(−)	Warm & Wet　うっ血(+)　低灌流所見(−)
低灌流所見：あり	Cold & Dry　うっ血(−)　低灌流所見(+)	Cold & Wet　うっ血(+)　低灌流所見(+)

〈うっ血所見の有無〉
・起座呼吸
・頸静脈圧の上昇
・浮腫
・腹水
・肝頸静脈逆流

図 4-2　スティーブンソン分類

B 急性左心不全の原因と増悪因子

急性左心不全は，器質的心疾患の存在により心不全を招く場合もあれば，様々な病態の存在が引き金となって心不全を招く場合もある．また，増悪因子の存在により心不全を招く場合もある．そのため，臨床所見，検査所見および，患者からの十分なアナムネーゼを聴取し，原因や増悪因子を判断する必要がある．

a．急性左心不全の原因

急性左心不全の原因となる器質的疾患や病態を表 4-2 に示す．

b．心不全の増悪因子

普段は，適切な治療や心臓の代償機能により心不全を発症することなく経過していたとしても，表 4-3 に示す内容が要因となり，心臓に負荷を与えて心不全を発症することがある．

表 4-2 急性左心不全の原因

疾患による分類	①心筋が障害される疾患（不安定狭心症，急性心筋梗塞，急性心筋炎） ②心室に対して圧負荷がかかる疾患（大動脈弁狭窄症，肺動脈弁狭窄症） ③心室に対して容量負荷がかかる疾患（大動脈弁閉鎖不全症，僧帽弁閉鎖不全症，心房中隔欠損症，心室中隔欠損症） ④高血圧性心疾患 hypertensive heart disease（HHD）
病態による分類	①高血圧症，肺高血圧症 ②低心機能（low EF） ③感冒などの感染症 ④不整脈（心室頻拍，心房細動，心房粗動，その他の上室性頻拍） ⑤心タンポナーデ ⑥貧血 ⑦腎機能低下 ⑧内分泌疾患（甲状腺機能亢進症など） ⑨パジェット病

表 4-3 心不全の増悪因子

①服薬コンプライアンスの欠如
②水分，塩分の摂取過多
③過労，不眠，情動的・身体的ストレス
④貧血
⑤喘息

C 急性左心不全の病態生理

急性左心不全の病態生理を理解する上で，心臓のポンプ機能つまり心拍出量（CO）に影響

```
前負荷(preload)          心筋収縮力         後負荷(after load)
・LVEDV         →      ・LVEF      →     ・SVR
・LVEDP                 ・LVFS など         ・SVRI など
・PCWP など
                            ↓
                    心拍出量(CO)
                    ＝1回拍出量(Stroke Volume: SV)×心拍数(HR)
```

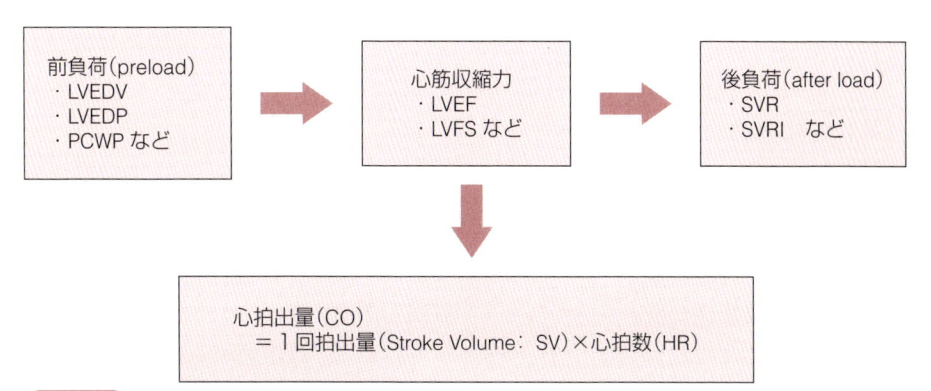

図 4-3 心機能規定因子のとらえ方

を及ぼす因子の理解が必要である．

1 心機能規定因子 （図4-3）

心機能を規定する因子には，前負荷 preload，後負荷 after load，心拍数 heart rate（HR），心筋収縮力 contractility の4つがあり，心臓にかかる負荷 load が大きければ大きいほど，心臓の仕事量が増して心臓の負担は大きくなる．

a．前負荷 preload

心臓が収縮する直前にかかる負荷で，拡張末期血液容量に相当する．前負荷が大きいほど心拍出量は増える．ただし，後に述べる後負荷が大きい場合や心筋収縮力が弱い場合には，心拍出量は減少する．

左心室に対する前負荷の臨床的な評価指標としては，心臓超音波検査やスワンガンツカテーテルで得られる以下のデータを用いる．

- 左室拡張末期容量 left ventricular end-diastolic volume（LVEDV）
- 左室拡張末期圧 left ventricular end-diastolic pressure（LVEDP）
- 肺動脈楔入圧 pulmonary capillary wedge pressure（PCWP）

b．後負荷 after load

心臓が収縮を開始した直後にかかる負荷で，血管抵抗つまり，血圧に相当する．左心室は，動脈圧の強い抵抗に打ち勝って血液を駆出しなければならない．そのため，後負荷が増大するにつれて心拍出量は低下する．

左心室に対する後負荷の臨床的な評価指標としては，以下のデータを用いる．

- 全身血管抵抗 systemic vascular resistance（SVR）
- 全身血管抵抗係数 systemic vascular resistance index（SVRI）

他，左心室では大動脈圧つまり血圧を代用することができる．

c．心拍数（HR）

心拍出量は，1回拍出量 stroke volume（SV）×心拍数（HR）で規定される．したがって，1回拍出量（SV）が減少しても，心拍数を増加させることで心拍出量（CO）を維持または増

加することができる．ただし，心機能が正常な人でも，心拍数が180回/分を超えると心臓から十分な血液を送り出すことができない状態となる．

d．心筋収縮力 contractility

心臓のポンプとしての働きそのものである．心臓は非常に多くの心筋細胞から構成されており，心筋細胞の収縮は，神経の支配を受けている．つまり，交感神経の興奮が高まると心筋の収縮力は増し，副交感神経の興奮が高まると心筋の収縮力は低下する．また，心筋梗塞，心筋炎，心筋症などにより，心筋自体の収縮力が障害されると心筋収縮力は低下する．

左心室の心筋収縮力の臨床的な評価指標としては，以下のデータを用いる．

- 左室駆出率 left ventriculogram ejection fraction（LVEF）
- 左心室内径短縮率 fraction of left ventricular shortening（LVFS）

2 病態生理（図4-4）

急性左心不全の発生機序は複雑であり，原因となる疾患の存在から心不全に至る場合もあ

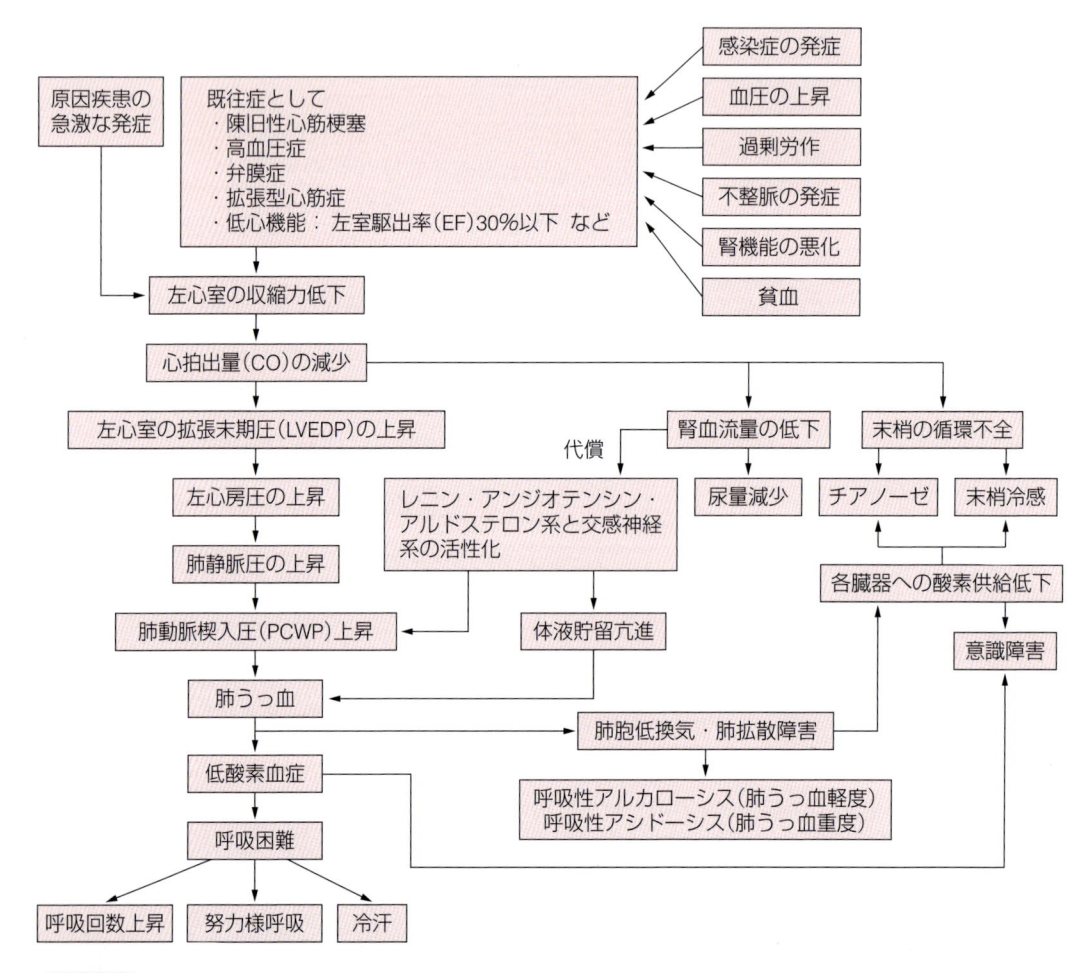

図 4-4 急性左心不全の発生機序

れば，何らかの病態から心不全に至る場合もある．いずれの場合も，最終的には肺うっ血をきたし呼吸困難に至ることが急性左心不全の特徴といえる．

　左心室の収縮力が低下すると，心拍出量が低下し左室拡張末期圧が上昇する．それに伴い，左心房圧が上昇し，続いて肺静脈および肺動脈楔入圧（PCWP）の上昇が起こり，肺うっ血をきたす．その結果，血管壁から血液中の水分が露出し，肺の間質や肺胞に貯留するため，肺胞内のガス交換が妨げられ，低酸素血症，呼吸困難を生じることとなる．また，心拍出量の低下により，各主要臓器や末梢の血流量は低下し，尿量の減少，冷汗，チアノーゼが出現する．

D　急性左心不全の症状と所見

　肺うっ血に伴う症状と心拍出量（CO）の低下に伴う末梢循環不全によるものからなる．

1　自覚症状

a．呼吸困難，息切れ，頻呼吸，起座呼吸

　肺うっ血をきたし，ガス交換が障害されるために起こる．

b．喀痰，ピンク色泡沫状痰

　肺うっ血に伴う症状であり，重症度が増すにつれて，血管の透過性亢進により血液交じりのピンク色をした泡沫状の痰が排出されるようになる．

2　身体所見

a．喘鳴，異常肺音聴取

　肺うっ血により生じる（表 4-4）．

b．全身冷汗

　心拍出量の低下に伴い循環不全が起きると，主要臓器の血流を保つために交感神経の緊張が高まり全身の血管を収縮させる．また，呼吸困難による苦痛や生命の危機状態にさらされている恐怖などによっても，交感神経の緊張が高まる．そのような交感神経の働きによって汗腺が開くために全身冷汗が起こる．

表 4-4　異常呼吸音

連続性ラ音 （wheeze）	連続性のある高音で，笛声音ともいわれ「ピー」「ギー」という音が聴取される．呼気時に著明に聞かれる．
断続性ラ音 （coarse crackles）	断続性の雑音で，水泡音ともいわれ，粗いブツブツという音が聴取される．末梢気管支に柔らかい分泌物が貯留し，そのなかを空気が通過する際に生じる．吸気の最初から呼気時に聞かれる．

c．末梢冷感，皮膚蒼白，チアノーゼの出現

　　　肺うっ血に伴うガス交換の障害や低心拍出量による循環不全のために起こる．循環不全は，交感神経の緊張を高め，血管を収縮させるため，皮膚は冷たく蒼白となる．チアノーゼは，口唇や爪床に出現したり，全身の皮膚に網状となって出現したりする．

d．血圧異常

　　　高血圧性心疾患（HHD）によって急性左心不全を起こした場合，収縮期血圧が 200 mmHg を超えることも珍しくない．急性左心不全を発症した患者は，呼吸困難による苦痛からさらなる血圧の上昇をきたす．また，心拍出量の低下から循環不全をきたしている場合，交感神経の緊張が高まり血管を収縮させ血圧を上昇させようとするために血圧は上昇する．しかし，心不全の進行に伴い，このような代償機能も破綻し，ショック状態となり血圧低下をきたすようになる．

e．尿量減少

　　　心機能の低下による循環不全に対して前負荷を増して心拍出量を保つという代償機構が働き，腎血流量が低下して，尿量が減少する．尿量 1 ml/h/kg 保たれていれば，重要臓器への血流は保たれている．

f．頻脈

　　　心拍出量の低下に対する代償機構として心拍数が上昇する．

g．ギャロップ gallop 音の聴取

　　　心音聴取の際，通常聞かれるⅠ音・Ⅱ音の他にⅢ音やⅣ音が聞かれる．馬の足音に似た音が聴取され，ギャロップ gallop 音という．Ⅲ音は，心室のコンプライアンス（弾性力）低下や左室拡張末期容量（LVEDV）の上昇で聴取される．ただし，生理的に聴取されることもあるため，心不全徴候の有無と合わせて判断する必要がある．Ⅳ音は，左室拡張末期圧の上昇と拡張障害で聴取される．

h．意識レベルの低下

　　　心機能の低下による脳血流量の低下や肺うっ血によるガス交換の障害のために低酸素状態となり起こる．不穏な状態であることもあれば，昏睡に至る場合もある．

3　検査所見

a．胸部 X 線写真

　　　急性左心不全を発症した患者の胸部 X 線写真には，図 4-5 に示す特徴がある．図 4-6 は，急性左心不全を発症した患者の実際の X 線写真であり，肺うっ血所見・胸水の貯留・心胸郭比（CTR）の拡大を認める．

b．動脈血ガス分析

　　　肺うっ血が軽度の場合，低酸素血症を補うために過換気となり，呼吸性アルカローシス（図 4-7）を認める．しかし，肺うっ血が重症になると，肺胞低換気や肺の拡散障害により急性呼吸性アシドーシス（図 4-8）を認めるようになる．また，肺うっ血，低心拍出量に伴う末梢循

図 4-5 心不全における胸部 X 線写真の特徴

- 心胸郭比(cardiothoracic rate：CTR)の拡大
- 胸水の貯留；肋骨横隔膜角の鈍化を認める．
- Kerley line の出現：肺静脈圧上昇に伴う間質性肺水腫で生じるもので3種類ある．
  - A line　肺門付近の比較的長い線状影
  - C line　B lineより内側の外肺野で網状の陰影としてみられる
  - B line　下肺野外側に多くみられ，水平に走る短い線状影
- 肺うっ血所見

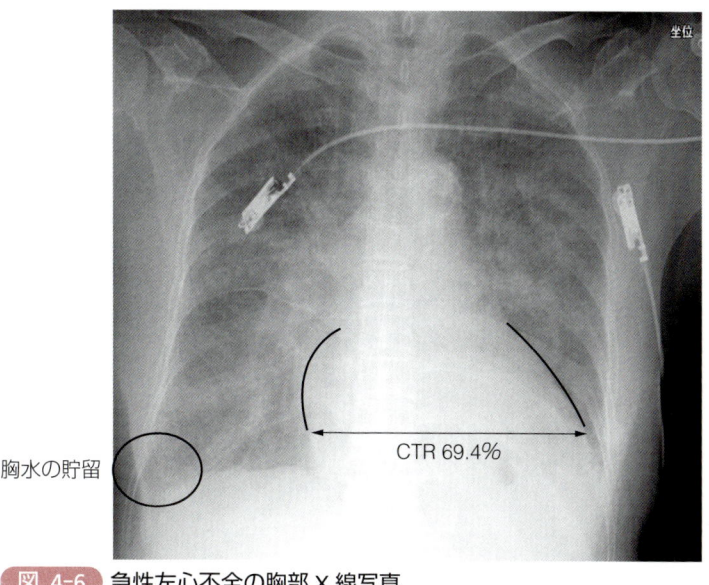

図 4-6 急性左心不全の胸部 X 線写真

- 肺うっ血所見あり
- CTR 69.4%
- 胸水の貯留

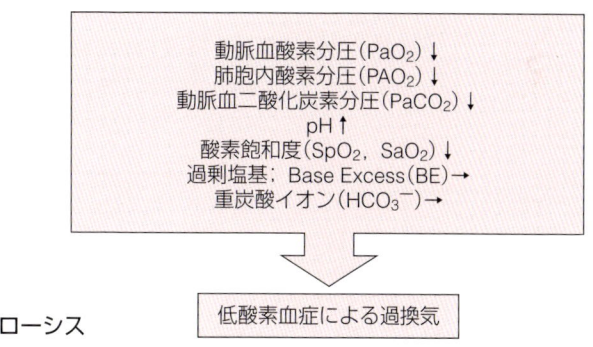

図 4-7 呼吸性アルカローシス

動脈血酸素分圧(PaO₂)↓
肺胞内酸素分圧(PAO₂)↓
動脈血二酸化炭素分圧(PaCO₂)↓
pH↑
酸素飽和度(SpO₂, SaO₂)↓
過剰塩基；Base Excess(BE)→
重炭酸イオン(HCO₃⁻)→

↓

低酸素血症による過換気

環不全や血圧低下によって，組織への酸素供給が低下した場合には，嫌気性代謝が行われるため代謝性アシドーシス（図4-9）が認められるようになる．このことは，酸素欠乏が重度であり，体内で好気性代謝が行えず，その代償によって嫌気性代謝が始まっていることを示しており，患者が重症であることを意味する．そのため，見落とさないように注意が必要である．

```
動脈血酸素分圧(PaO₂)↓
肺胞内酸素分圧(PAO₂)↓
動脈血二酸化炭素分圧(PaCO₂)↑
pH↓
酸素飽和度(SpO₂, SaO₂)↓
過剰塩基；Base Excess(BE)→
重炭酸イオン(HCO₃⁻)→
        ↓
肺胞の低換気と肺の拡散，
どちらも障害されている
```

図 4-8 急性呼吸性アシドーシス

```
PaO₂↓・PaCO₂↑  ┐
    ↓          ├ 急性呼吸性アシドーシス
酸の蓄積        ┘
    ↓
HCO₃⁻↓
(蓄積した酸を中和するために，HCO₃⁻が消費される)
    ↓
pH↓ ─── 代償機転
    ↓
換気増加(代償性にPaCO₂↓)
    ↓
HCO₃⁻の再吸収↑
    ↓
血中HCO₃⁻↑
```

図 4-9 代謝性アシドーシス

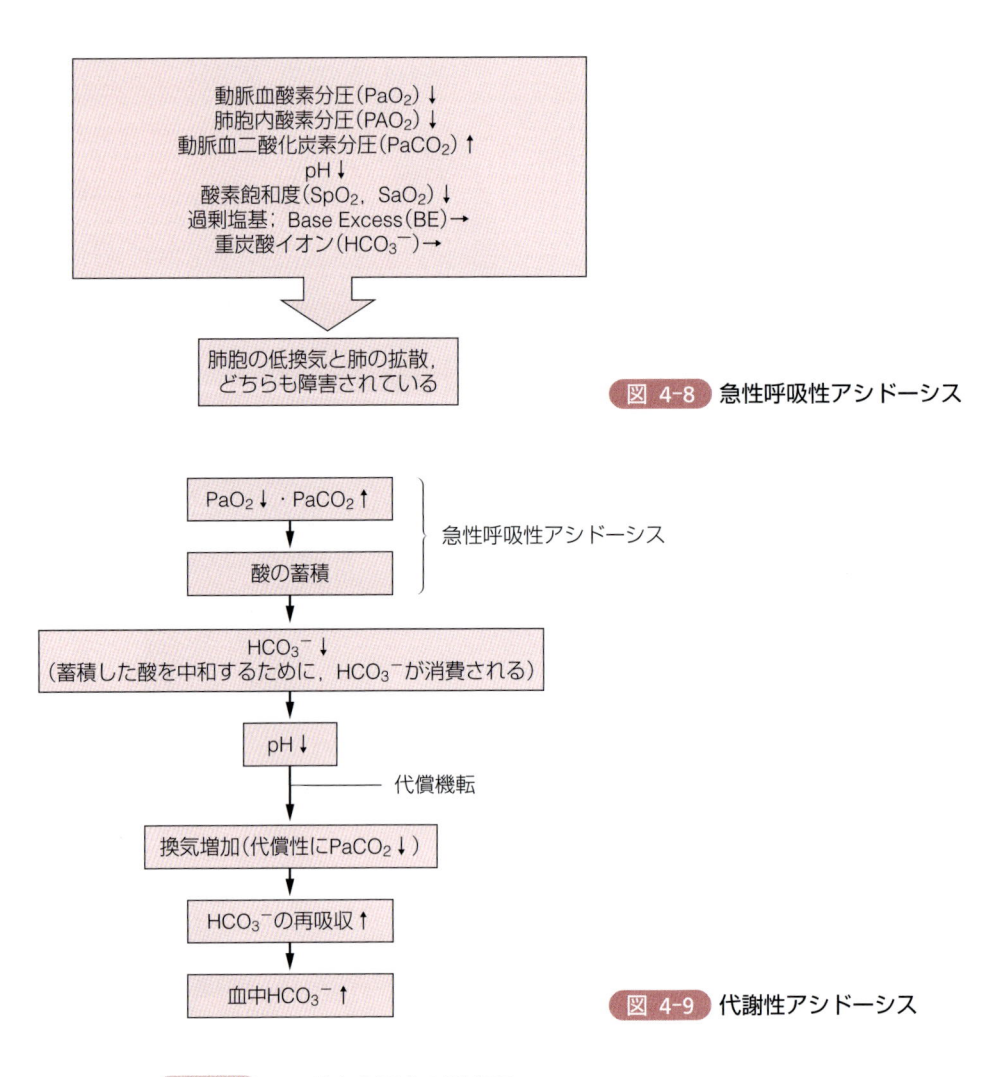

表 4-5 BNP値と心不全の重症度

BNP値（正常；18.4 pg/dl以下）	心不全の重症度	NYHA心機能分類
100 pg/dl以上〜200 pg/dl未満	多くは無症状の心不全	NYHA Ⅰ〜Ⅱ度
200 pg/dl以上〜500 pg/dl未満	心不全の可能性あり	NYHA Ⅱ〜Ⅲ度
500 pg/dl以上	重症心不全	NYHA Ⅲ〜Ⅳ度

c．血液検査

●脳性ナトリウム利尿ペプチド brain natriuretic peptide（BNP）値の上昇

BNPは，脳と心室から分泌されるホルモンであるが，そのほとんどが心室で分泌される．そのため，心不全で心室に負荷がかかると，血中のBNP値が上昇する．BNP値の増加は，NYHAの心機能分類ともよく相関し，心不全の確定診断，重症度，治療の効果判定に有用である（表4-5）．

d．スワンガンツカテーテルによる血行動態検査

●肺動脈圧 pulmonary arterial pressure（PAP）の上昇：20〜30 mmHg以上

- 肺動脈楔入圧（PCWP）の上昇：18 mmHg 以上（肺うっ血あり，末梢循環不全なし）
- 心係数（CI）の低下：2.2 $l/min/m^2$ 以下（肺うっ血なし，末梢循環不全あり）
- 肺動脈楔入圧（PCWP）の上昇と心係数（CI）の低下（肺うっ血も末梢循環不全もあり）

E 急性左心不全の原因と要因検索

　急性左心不全を発症した患者は，循環動態・呼吸状態ともに非常に不安定である．そのため，患者がCCUへ入室した際は，急性心不全の診断手順（図 4-10）に従い，治療と原因検索を同時に迅速に進め，患者の病態と重症度の把握をすることが重要である．

1 12 誘導心電図検査

確定診断を行うために有用である．
- 虚血性心疾患の有無をみる：ST 部分・T 波の異常，異常 Q 波の有無
- 不整脈の有無をみる：調律，心拍数の確認
- 心臓の位置や変化の有無，心肥大や拡張の有無をみる：左軸偏位，移行帯の偏位（$V_{1,2}$の方向；左室圧負荷，左室容量負荷の際に認められる）

2 心臓超音波検査

- 弁膜症の有無，程度をみる．
- 心臓壁運動の低下，異常の有無をみる．

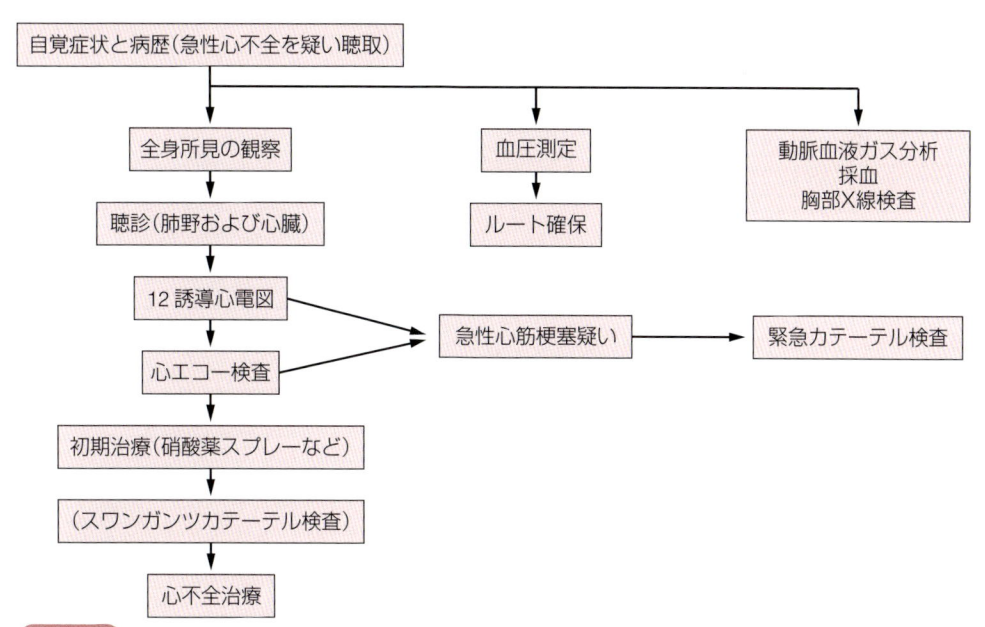

図 4-10 急性心不全の診断手順（急性心不全治療ガイドライン 2006 年改訂版[1]より作成）

§4．急性左心不全　93

- 心臓の収縮, 拡張能の程度や異常をみる.

3 血液検査

- 感染症の有無：白血球（WBC），C反応性蛋白（CRP）値の上昇の有無を確認する.
- 貧血の有無：赤血球（RBC），ヘモグロビン（Hb）値の低下の有無を確認する.
- 腎機能低下の有無：クレアチニン（Cre），尿素窒素（BUN）値の上昇の有無を確認する.
- 電解質異常の有無：ナトリウム，カリウム，クロール値の異常を確認する.
- 肝機能障害の有無：アスパラギン酸アミノトランスフェラーゼ（AST），アラニンアミノトランスフェラーゼ（ALT）値の上昇の有無を確認する.
- 心筋虚血の有無：白血球（WBC），クレアチンキナーゼ（CK），CK-MB値の上昇の有無と心筋トロポニンT陽性の有無を確認する.

F 鑑別診断

1 急性呼吸不全

　急性呼吸不全の原因は，気管支喘息，肺炎（図4-11），敗血症，多発性外傷，ショック，熱傷，刺激性ガスの吸入など数多くある．いずれの場合も，呼吸困難を伴うことが多く，重症例では，起座呼吸を認める．その他，呼吸数の増加，頻脈，チアノーゼの出現，意識障害など，急性左心不全と非常に類似した症状を認めることが多い．また，臨床所見でも呼吸音の異常や動脈血ガス分析における酸素分圧（PaO_2）・二酸化炭素分圧（$PaCO_2$）の異常などを呈

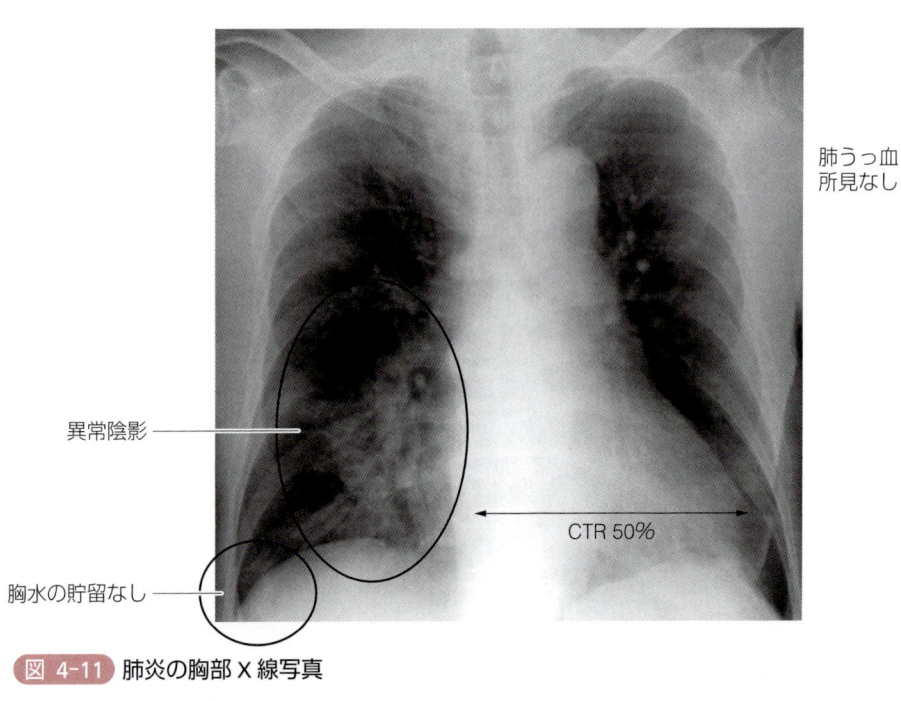

図 4-11 肺炎の胸部X線写真

する．そのため，胸部X線写真において，急性左心不全特有の肺うっ血所見・胸水の貯留・心胸郭比（CTR）の拡大の有無を確認するとともに，血圧の異常，血液検査におけるBNP値の上昇の有無などから鑑別をする．最終的には，心臓超音波検査による心筋収縮力の評価や12誘導心電図上の虚血性変化の有無，血液検査における炎症所見の有無など，検査所見・臨床所見をもとにして総合的に判断し診断する必要がある．

❷ 腎不全に伴う呼吸困難

腎不全の場合，腎機能低下に伴う溢水の進行により呼吸困難が生じることがあり，心不全との鑑別が必要となる．この場合，血液検査上，腎機能の悪化や電解質異常を認め，下肢の浮腫などを伴うことが多いので，心不全との鑑別に有用となる．しかし，腎機能を示す血液検査結果に異常があったとしても，心不全による腎血流量の低下から異常をきたしている場合もある．そのため，胸部X線写真で，急性左心不全に伴う所見の有無を確認するとともに心臓超音波検査などを併用して確定診断をする必要がある．

❸ 肺血栓塞栓症

肺血栓塞栓症の主症状も強い呼吸困難である．そのため，問診や身体所見だけでは，鑑別診断が困難なことがある．簡便で非侵襲的な鑑別方法として，12誘導心電図で特徴的な

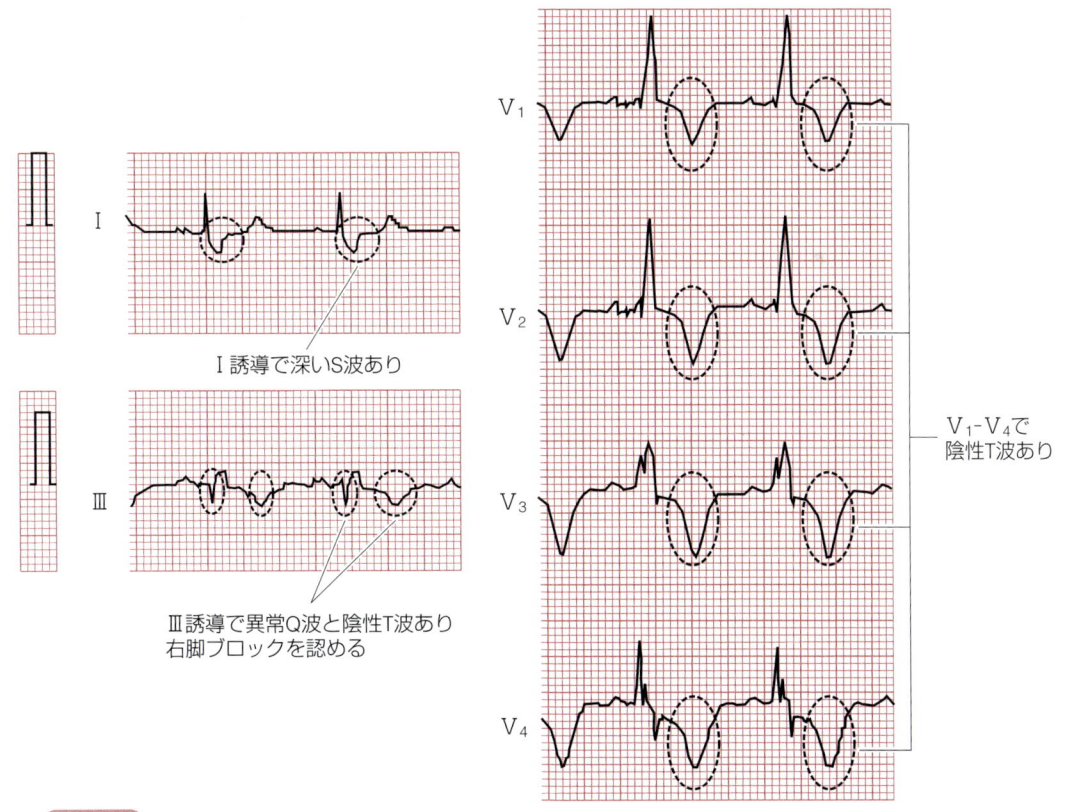

図 4-12 肺血栓塞栓症の12誘導心電図

S1Q3T3型の心電図所見（図4-12）の存在や心臓超音波検査による右室拡大所見がある．その他，CT検査による血栓症の存在や肺血流シンチグラフィーおよび肺血管造影による肺血流の途絶を確認することで，より確実な診断を行うことが可能となる．

G 急性期治療

急性左心不全の場合，患者の循環動態・呼吸状態が非常に不安定なため，迅速な診断と治療が必要である．原因疾患の治療を行い，安静により心臓の仕事量を減らすとともに各主要臓器の血液需要を減らし，心拍出量（CO）の増加を図る．また，急激に発症し，生命の危機状態を感じさせる呼吸困難を一刻も早く取り除くことが大切である（図4-13）．

1 初期治療

a．酸素療法

肺うっ血による低酸素血症を改善するため，$SaO_2>95\%$，$PaO_2>80\ mmHg$を維持できるように酸素投与を行う（図4-14）．

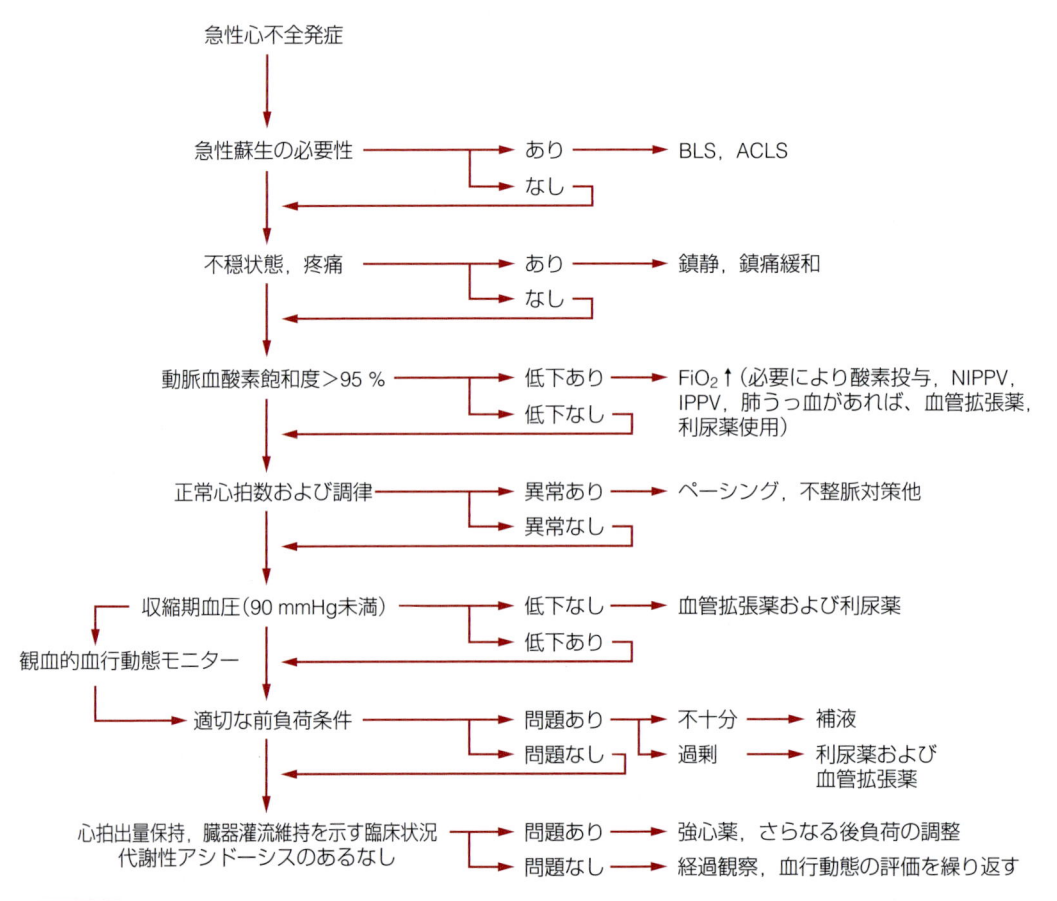

図 4-13 急性心不全の初期治療（急性心不全治療ガイドライン2006年改訂版[1]より改変）

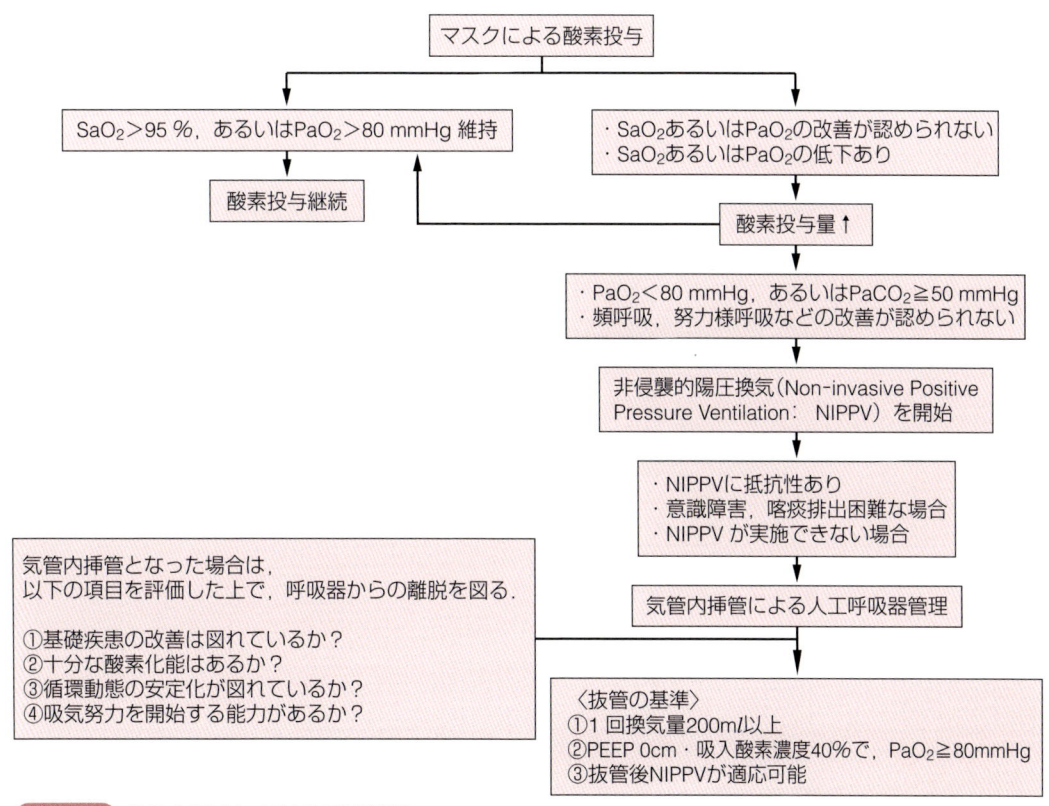

```
                    マスクによる酸素投与
                    ↓              ↓
    SaO₂>95%，あるいはPaO₂>80 mmHg 維持   ・SaO₂あるいはPaO₂の改善が認められない
                    ↓              ・SaO₂あるいはPaO₂の低下あり
              酸素投与継続              ↓
                                  酸素投与量↑
                                     ↓
                          ・PaO₂<80 mmHg，あるいはPaCO₂≧50 mmHg
                          ・頻呼吸，努力様呼吸などの改善が認められない
                                     ↓
                          非侵襲的陽圧換気（Non-invasive Positive
                          Pressure Ventilation：NIPPV）を開始
                                     ↓
                          ・NIPPVに抵抗性あり
                          ・意識障害，喀痰排出困難な場合
                          ・NIPPVが実施できない場合
                                     ↓
  気管内挿管となった場合は，        気管内挿管による人工呼吸器管理
  以下の項目を評価した上で，呼吸器からの離脱を図る．    ↓
  ①基礎疾患の改善は図れているか？     〈抜管の基準〉
  ②十分な酸素化能はあるか？          ①1回換気量200m以上
  ③循環動態の安定化が図れているか？    ②PEEP 0cm・吸入酸素濃度40％で，PaO₂≧80mmHg
  ④吸気努力を開始する能力があるか？    ③抜管後NIPPVが適応可能
```

図 4-14 急性心不全における呼吸管理

b．薬物療法

急性左心不全における薬物療法の目的は，患者の苦痛を緩和することと心不全の原因や要因を改善し治癒を図ることである（図 4-15）．

1）鎮静薬

患者の呼吸困難による苦痛を緩和するために用いる（表 4-6）．

2）血管拡張薬

血管平滑筋に作用し，血管を拡張させ前負荷・後負荷の軽減を図るために用いる（表 4-7）．

a）硝酸薬；ニトログリセリン，硝酸イソソルビド

b）カルペリチド

3）利尿薬

循環血液量の減少を図り，心負荷を軽減するために用いる（表 4-8）．

a）ループ利尿薬；フロセミド

b）抗アルドステロン薬；カンレノ酸カリウム

4）強心薬（表 4-9）

血圧低下，末梢循環不全の状態に対して，循環血液量の補正にも抵抗性のある症例に適応となる．ただし，強心薬は心筋酸素需要を増大し，心筋細胞内の Ca^{2+} を増加させる．そのた

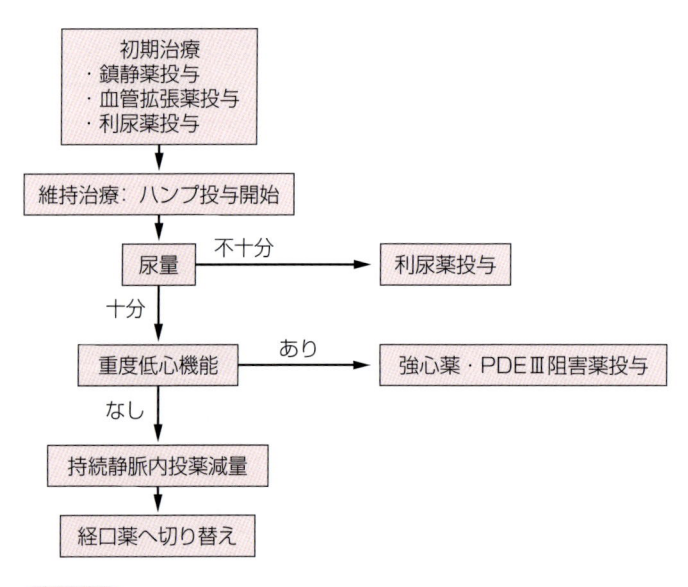

```
                    ┌─────────────┐
                    │  初期治療    │
                    │ ・鎮静薬投与 │
                    │ ・血管拡張薬投与│
                    │ ・利尿薬投与 │
                    └──────┬──────┘
                           ↓
                ┌────────────────────┐
                │ 維持治療：ハンプ投与開始 │
                └──────────┬─────────┘
                           ↓
                    ┌─────┐  不十分   ┌──────────┐
                    │ 尿量 ├─────────→│ 利尿薬投与 │
                    └──┬──┘           └──────────┘
                       │十分
                       ↓
               ┌──────────────┐ あり  ┌──────────────────────┐
               │ 重度低心機能  ├──────→│ 強心薬・PDEⅢ阻害薬投与 │
               └──────┬───────┘       └──────────────────────┘
                      │なし
                      ↓
              ┌──────────────────┐
              │ 持続静脈内投薬減量 │
              └────────┬─────────┘
                       ↓
               ┌──────────────┐
               │ 経口薬へ切り替え │
               └──────────────┘
```

図 4-15 急性左心不全における薬物療法

表 4-6 鎮静薬

一般名	商品名	用法
塩酸モルヒネ	塩酸モルヒネ®	呼吸困難を呈する患者に対して鎮静を図り，症状を緩和する．通常，5〜10 mg をゆっくり静脈内に投与する．呼吸抑制を起こすことがあるので，バッグバルブマスクなどを用意する．
塩酸ヒドロキシジン注射液	アタラックス-P®	塩酸モルヒネ同様に鎮静を図るとともに，塩酸モルヒネによる嘔気，嘔吐を予防するために併用されることが多い．通常，25〜50 mg を静脈内に投与する．

表 4-7 血管拡張薬

一般名	商品名	用法
硝酸イソソルビド	ニトロール®	血管平滑筋を弛緩させ，静脈系の拡張により心臓への静脈灌流量の減少つまり，前負荷の軽減を図る．また，細動脈の拡張により後負荷も軽減する．その結果，肺うっ血の軽減に有効である．患者の血圧の状況を確認しながら，静脈内投与を行い，持続静脈内投与を開始する．16〜24 時間で耐性が生じるため，他剤への切り替えや併用を考慮する必要がある．
ニトログリセリン	ミオコール®	
カルペリチド	ハンプ®	静脈系に対して強力な拡張作用をもち，前負荷を軽減し，動脈系の拡張作用により後負荷を軽減する．また，腎血流量を増加させ，腎で水分と Na^+ の再吸収を抑制するとともに，レニン-アンジオテンシン-アルドステロン系や交感神経などの神経体液性因子を抑制して尿量を増加させる働きがある．他の血管拡張薬や強心薬と異なり心拍数は上昇しないので，心不全で有用性が高い．副作用として，投与開始初期に血圧低下がみられるので，低用量（0.025〜0.05 μg/kg/分）で開始する．

表 4-8 利尿薬

一般名	商品名	用法
フロセミド	ラシックス®	循環血液量の減少を図り，心負荷を軽減する．利尿が促進されることにより低カリウム血症となるおそれがあり，それに伴う不整脈〔心室性期外収縮 premature ventricular contraction（PVC），心房細動 atrial fibrillation（AF）〕の出現に注意する．また，低心機能の患者は，低心拍出量症候群 low output syndrome（LOS）の出現に注意が必要である．
カンレノ酸カリウム	ソルダクトン®	腎臓に作用し尿量を増し，体内の余分な水分・Na^+などを排泄する．また，腎遠位尿細管においてアルドステロンの Na^+-K^- 交換促進作用と拮抗する．これにより Na^+ および水の排泄を促進し，体内の K^- を保持する．

表 4-9 強心薬

一般名	商品名	用法
ドブタミン	ドブトレックス®	$β_1$刺激作用では，心筋収縮力を増強する．その結果，心拍出量は増し，尿量は増加する．また，肺動脈楔入圧（PCWP）を低下させ，末梢血管を拡張させる．また，$β_2$・$α_1$刺激作用では，末梢血管抵抗を軽減するとともに心筋収縮力を増強する． ドブタミンは，心筋の酸素消費量を増やすことなく心拍出量を増加させることができる．また，ドーパミンと異なり腎動脈を拡張させる作用はないが，心拍出量を増加させることによって腎血流量を増やし，その結果として尿量が増加する．
ドーパミン	イノバン® カタボン® プレドパ®	$α$，$β$およびドーパミン受容体に作用し，投与量に応じて異なった薬理作用と効果を示す． ・低用量（3～5 μg/kg/分）：ドーパミン受容体を介した作用が優位に現れ，腎血流量を増加し利尿作用を呈する． ・中用量（5～10 μg/kg/分）：$β$受容体を介した作用が優位となり，心収縮力，心拍出量を増加させる ・高用量（10～20 μg/kg/分）：$α$受容体を介した作用が現れ，末梢血管を収縮させて血圧を上昇させる． 乏尿状態に対して利尿を期待する場合は，3～5 μg/kg/分の用量で使用し，血圧の上昇を目的とする場合は，20 μg/kg/分をほぼ上限量として 5 μg/kg/分から漸増法で使用する．
ノルエピネフリン	ノルアドレナリン®	主に$α$受容体に作用し，末梢血管を収縮させて血圧を上昇させる．また，陽性変力作用と陽性変時作用を示す．つまり，心筋収縮力を増大し，心拍出量を増大させる．それとともに腎血流量が増加するため利尿作用をもたらす．また，交感神経を興奮させ，心拍数を上昇させる作用がある．ノルエピネフリンは，心筋酸素消費量を増加させ，腎臓，脳，各内臓への血流量を減少させるので強心薬として単独で使用されることはほとんどない．
ジゴシン	ジゴキシン®	心筋の収縮に必要な Ca^{2+} を細胞内に取り込むことで，心筋収縮力を増強させる．また，迷走神経の感受性を亢進させ房室伝導を抑制する作用があり，心拍数を低下させる．中毒を起こしやすい薬剤のため，血中濃度を定期的に測定し，食欲不振・嘔気・高度の徐脈などの中毒症状の出現に注意する必要がある．

表 4-10 PDE 阻害薬

一般名	商品名	用法
ミルリノン	ミルリーラ®	PDE 阻害薬は，β受容体を介さず PDE Ⅲ を直接阻害して心筋収縮力を増大し，心拍出量を増大させる．また，血管平滑筋で Ca^{2+} の取り込みを促進して血管拡張作用を発揮する．その結果，後負荷を軽減できる．また，心拍数を低下させ，心筋の酸素消費量を増大させることなく肺動脈圧を低下させる作用ももつ． β受容体を介さずに効果を発揮できるため，カテコラミンに抵抗性のある症例にも有効である．

め，不整脈や心筋傷害などを生じることがあるので，薬剤の選択，投与量，投与期間に十分注意をする必要がある．

　　a）カテコラミン製剤；ドブタミン，ドーパミン，ノルエピネフリン
　　b）ジゴシン；ジゴキシン
　5）ホスホジエステラーゼ（PDE）阻害薬（表 4-10）
　　β受容体を介さずに心筋収縮力を増し，血管拡張作用を発揮する．カテコラミンに抵抗性がある症例にも有効である．

c．補助循環装置による治療

　　上記に示した酸素療法や薬物療法でも改善しない重症例においては，大動脈内バルーンパンピング intra-aortic balloon pumping（IABP）や経皮的心肺補助装置 percutaneous cardio pulmonary support（PCPS）といった補助循環装置を用いた治療が必要となる．補助循環装置の使用開始については，NYHA Ⅳ度の状態で収縮期血圧 90 mmHg 未満，心係数（CI）2.2 l/min/m^2 以下，左房または肺動脈楔入圧（PCWP）18 mmHg 以上の基準を満たす症例が適応となる．

2 初期治療終了後からの治療

a．酸素療法

　　初期治療により呼吸困難が落ち着いたら，SaO_2＞95％・PaO_2＞80 mmHg を維持することを目安にし酸素投与量を減らしていく．

b．安静療法

　　安静を保つことは，心臓の仕事量を減らし，酸素消費量も減らすことができる．初期治療で症状が改善したら，胸部 X 線写真でうっ血の改善や胸水の減少を確認し，ベッド上安静からポータブルトイレへの移動，トイレ歩行へと徐々に活動範囲を拡大していく．ただし，活動範囲を拡大する際は，心負荷となる血圧や心拍数の上昇に注意し，心不全症状の出現がないことを確認しながら進めていくことが大切である．

c．薬物療法

　1）β遮断薬

　　心不全の発症により，交感神経系の興奮が高まる．その結果，過剰なカテコラミンが分泌

され，血圧の上昇，心拍数の上昇，心筋収縮力の増加などが起こる．これらは，心不全で十分な機能をはたせなくなった心臓にとっては負荷となる．そのため，β遮断薬を使用することで，交感神経系の興奮を抑え，心拍数の上昇を抑制して，心臓の仕事量を減少することができる．また，末梢血管を拡張し，血管抵抗を減少することができる．ただし，β遮断薬は短期的にみると心筋収縮力を低下させるため，心不全悪化の兆候がないか十分注意し，少量から徐々に投薬量を増やしていく必要がある．

2）ACE（アンジオテンシン変換酵素）阻害薬

心不全の発症により，交感神経系の興奮が高まるとともに，レニン-アンジオテンシン-アルドステロン系（RAA）の活性も亢進する．RAAの亢進は，末梢血管が収縮して血圧の上昇を招く．また，水・ナトリウムを貯留させることにより循環血液量を増加させる．これらは，重要臓器の血流低下を代償する機構ではあるが，長期間持続すると心臓にとっては前負荷や後負荷が増大することになり，さらに心不全が悪化することになる．そのため，ACE阻害薬を使用することにより，これらの悪循環を阻止できる．主には，末梢血管抵抗を減少させ，後負荷を軽減し，その結果，心拍出量の増加を図ることができる．また，心筋保護作用ももつ．

3）ARB（アンジオテンシンⅡ受容体拮抗薬）

ACE阻害薬と同様の目的で使用され，ACE阻害薬とほぼ同等の効果がある．

4）抗アルドステロン薬

アルドステロンは，ナトリウムの貯留，マグネシウムやカリウムの喪失，交感神経系の活性化などに関与しており，心不全を発症した場合には，分泌が亢進した状態となる．

以前は，ACE阻害薬やARBの投与で，レニン-アンジオテンシン-アルドステロン系の最終産物であるアルドステロンの産生も抑制できると考えられていた．しかし，現在では，ACE阻害薬の投与初期は，血漿アルドステロン濃度が減少するが，長期間の継続投与では再増加することがわかってきた．そのため，アルドステロンの作用を直接抑制するために，抗アルドステロン薬を用いる．これにより，ナトリウムや水の排泄を促し，利尿を促進する．その結果，前負荷を減らして心臓の負荷を軽減することができる．

H 治療における看護アセスメント

急性左心不全を発症した患者は，急激な呼吸困難に陥ることにより，生命の危機を感じるとともに，耐え難い苦痛を感じる．苦痛は，血圧上昇や心拍数と呼吸回数の増加を招き，心不全状態を助長させる．そのため，塩酸モルヒネやアタラックス-P®といった鎮静薬を使用し，まず呼吸困難による苦痛を除去することが大切である．また，患者が少しでも安楽に呼吸ができるように体位を整え，患者が安心できるような声かけも必須である．それと同時に，患者の病態をすばやく把握するために，バイタルサイン，意識レベル，呼吸状態，末梢循環の状態を確認していく必要がある．そのほか，呼吸状態によっては，すぐに非侵襲的陽圧換

表 4-11 治療に伴う合併症と看護

治療・処置	合併症	看護上のアセスメント
・鎮静薬使用	血圧低下 呼吸抑制	症状の緩和目的で使用した薬剤により，血圧低下や呼吸抑制などの合併症を起こすことがある．そのため，患者の循環動態・呼吸状態・意識レベルを注意深く観察する．また，バックバルブマスクの準備，救急薬品の準備などすぐに対応できるようにしておく必要がある．
・利尿薬使用	低カリウム血症 塞栓症発症	循環血液量減少のために使用するが，低カリウム血症や過剰な循環血液量の減少による塞栓症などの合併症を起こすことがある．低カリウム血症は，不整脈を誘発しやすい．そのため，水分出納の観察，不整脈の出現の有無，塞栓症状の有無を観察する．
・安静療法	筋力低下 下側肺障害 下肢静脈内血栓の形成	心臓への負荷を軽減するためには，必要な治療である．しかし，筋力の低下や下側肺障害などを招く危険がある．また，安静療法は下肢の静脈血栓を形成しやすく，利尿薬の使用により循環血液量を減少させているため，さらに血栓を形成しやすくなる．そのため，循環動態・呼吸状態を確認しながら，体位変換や関節可動域運動（ROM）などを取り入れていく．
・静脈ライン ・尿道留置カテーテル ・気管内挿管 ・スワンガンツカテーテル ・IABP，PCPS	感染	治療に不可欠なライン類ではあるが，長期間の留置により，感染を起こすことがある．そのため，ライン刺入部の観察，清潔な管理を行う．そのほか，体温上昇の有無や熱型に注意し，血液検査における白血球やCRPの上昇の有無についても注意を払う．また，患者の病態を適切に把握し，ラインの留置が不要になった場合には，速やかに抜去するようにする．
・BiPAP	スキントラブル	BiPAPの使用は，常にフェイスマスクにより皮膚が圧迫されているため，それに伴うスキントラブルを起こしやすい．そのため，スキントラブルの発生の有無を観察するとともに，予防的にドレッシング剤を使用する．また，呼吸状態が許すのであれば，定期的にマスクを外し除圧する．
・集中治療室入室	CCUシンドローム	急性左心不全を発症した患者は，意識レベルが低下した状態でCCUへ入室となる場合が多い．そのため，症状が改善し，意識レベルが改善すると，自分の置かれている状況が認識できなくなることがある．また，日常とはかけ離れた環境下に身を置くため，CCUシンドロームになりやすい．患者に状況説明を十分行うとともに，転倒・転落，ライン類の自己抜去などに至らないよう注意が必要である．そのほか，鎮静薬の使用や低酸素血症および，塞栓症の発症などCCUシンドロームと類似した見当識障害や不穏状態の場合もあるため，患者の状態を十分に観察し，アセスメントしての対応が必要となる．

気や気管内挿管が行えるように臨床工学技士と連携をとり，準備を整えておく必要がある．ただし，患者の状態を改善させるための治療であっても，表4-11に示す合併症を起こす可能性がある．そのため，それらを踏まえた観察と対応を常に心がけることが大切である．

　また，入室時は，初期治療に当たることに夢中になりがちであるが，一緒に来院している家族は患者の安否を気遣いながら待っている．そのため，患者の家族への声かけも重要な看護といえる．

I 急性左心不全における看護の実際

症例提示

症 例 78歳，女性．主婦
家族背景 夫と2人暮らしで，子どもなし．血縁に心疾患の既往なし．
既往歴 特になし．
主 訴 下肢の浮腫，呼吸困難
現病歴 2009年2月頃より下肢の浮腫が出現し，ハワイで入院加療を受けた．酸素療法と安静療法により，軽快し1週間で退院となった．その後は，通常の生活を送っていた．
　今回，2009年5月15日頃より下肢の浮腫が出現し，5月26日頃から，昼夜を問わず湿性咳嗽が出現するようになった．5月28日夜から，起座呼吸となり29日に救急受診し，急性左心不全の診断でCCUへ入室となった．

入院時の状況

意識レベル；JCS Ⅰ-3～Ⅱ-10

身体所見；全身の冷汗，末梢冷感，両下肢の浮腫あり．喘鳴と両側肺野で coarse crackles 音を聴取．心雑音およびⅢ音の聴取はなし．

バイタルサイン；血圧 227/153 mmHg，心拍数 123 回/分（洞調律），呼吸数 30 回/分（起座呼吸），SpO_2 86%（酸素マスク 10 l 投与下），体温 38℃

検査所見；
- 動脈血ガス分析：酸素マスク 10 l 投与下で，$PaO_2/PaCO_2$＝74/65 torr，pH 7.14，BE －8.8．
- 12誘導心電図：Ⅰ，aV_L で陰性T波あり．
- 胸部X線写真：心胸郭比 69.4%，肺うっ血所見と胸水貯留あり
- 心臓超音波検査：EF 20%程度，びまん性の壁運動低下（diffuse hypokinesis），左心室壁の肥厚あり，弁膜症なし．
- 血液データ：WBC 16.0×10^3/μl，Hb 14.4 g/dl，Cre 0.91 mg/dl，BUN 19.8 mg/dl，AST 61 IU/l，ALT 53 IU/l，LDH 548 IU/l，ALP 408 IU/l，γ-GTP 107 IU/l，BNP 4080 pg/ml，CK 97 IU/l，CRP 4.84 mg/dl，トロポニンT陰性．
- インフルエンザ検査：陰性

治療経過

低酸素血症に対して，NPPVを開始した．
設定は，
　S/Tモード
　酸素濃度（F_IO_2）1.0
　吸気時陽圧（inpiratory positive airway pressure；IPAP/呼気時陽圧（expiratory positive airway pressure；EPAP）＝10/4 cmH$_2$O

呼吸回数 25 回/分

　その後，SpO$_2$ 98%に改善した．呼吸困難に対しては，塩酸モルヒネとアタラックス-P®を投与し，速やかに改善した．血圧については，ミオコール®を繰り返し静脈内投与したが，収縮期血圧 227 mmHg が 190〜220 mmHg 台へ降圧したのみであったため，ミオコール®，ペルジピン®，ハンプ®の持続点滴を開始した．その他，ラシックス®の静脈内投与を行い，370 ml/時間の尿量を得た．その後，収縮期血圧は，持続点滴開始後も 170 mmHg 台で経過していたため，投与量を増量した．約 4 時間後の動脈血ガス分析結果は，PaO$_2$/PaCO$_2$＝117/42 torr，pH 7.4，BE －1.1 に改善が認められた．

1　看護過程の展開

看護目標
1．急性左心不全に関連した非効果的なガス交換を改善する．
2．呼吸困難に伴う苦痛を軽減する．
3．NPPV 装着に伴うスキントラブルを予防できる．
4．治療に伴う安静療法に関連した苦痛の軽減と合併症予防ができる．

看護診断とアセスメント

1；急性左心不全に関連した非効果的なガス交換
　急性左心不全の発症に伴い，肺うっ血や胸水の貯留が起こる．それにより，肺でのガス交換が障害される．その結果，低酸素血症となり各臓器に必要な酸素供給が保てない状態になる．そのため，SaO$_2$＞95%・PaO$_2$＞80 mmHg を維持できるように十分な酸素投与を行い，低酸素血症の改善をすみやかに図る必要がある．また，心不全が改善するまでの間は，心身ともに安静を保ち，心臓の仕事量を減らし，酸素消費量を抑えるよう看護していく必要がある．

2；安楽の変調
　急性左心不全を発症した患者は，突然経験したことのない呼吸困難に襲われる．それは，耐えがたい苦痛であるとともに，死の恐怖を感じることになる．また，苦痛の持続は，さらに呼吸回数・血圧・心拍数の上昇を招き，心臓の仕事量を増やすことになる．そのため，一刻も早く呼吸困難の改善を図り，苦痛を取り除くことが大切である．また，血圧や心拍数の調整を図ることで，心負荷が軽減し，肺うっ血の改善が図れ，呼吸困難が軽減するので，同時に行っていく必要がある．

3；スキントラブル発生のハイリスク状態
　NPPV 装着により，フェイスマスクを長時間装着することが必須となる．そのため，顔面はマスクで長時間圧迫されることになる．また，心不全に伴う浮腫により，皮膚は脆弱し，易損傷状態となっている．以上のことより，スキントラブルの発生がないか常に観察するとともに，呼吸状態を観察しながら，定期的にフェイスマスクによる圧迫を除去したり，ドレッシング剤を用いてスキントラブルを予防することが必要である．

4；治療に関連した安静による苦痛
　体動や活動は，心臓の仕事量を増やし，酸素消費量を増やすことになる．また，各臓器の酸素消費量も上昇させることにつながる．そのため，安静療法は，心不全の治療において必要不可欠な治療となる．しかし，患者は呼吸困難による苦痛で，安楽な体位を取ろうと動いてしまう．また，苦痛が改善した際には，疾患が治癒したと考え活動しようとしてしまうことがある．
　いずれの場合も，各臓器の酸素需要に見合った酸素供給ができる状態にまで改善していない場合がほとんどであるため，患者に十分な病状の説明と安静療法の必要性を説明し，理解と協力を得ることが大切である．また，患者が感じている安静による苦痛を十分に理解し，緩和に努めることも大切である．

看護計画

#1	#2	#3	#4
O-P（観察計画） ①バイタルサイン（血圧，心拍数，調律，呼吸回数，体温） ②SpO₂，動脈血ガス分析データ ③呼吸パターン ④呼吸音（肺野の換気不均衡の有無，雑音の有無と種類・程度），心音の異常の有無と種類 ⑤意識レベル（JCSスコアー） ⑥冷汗，末梢冷感，チアノーゼの有無 ⑦水分出納 ⑧自覚症状と程度 ⑨湿性咳嗽の有無と程度 ⑩浮腫の部位と程度 ⑪胸部X線写真（肺うっ血所見，胸水貯留の程度など） ⑫血液データ（感染，貧血，虚血性心疾患を示唆するデータ，腎機能，BNP値など） ⑬心臓超音波検査所見（心筋収縮力，弁膜症の有無と程度） ⑭12誘導心電図（虚血性心疾患を示唆する所見の有無，不整脈の有無と種類）	O-P ①〜⑬#1同様 ⑭患者の訴えと表情	O-P ①〜⑦#1同様 ⑧フェイスマスク圧迫部位の皮膚の状態（発赤，表皮剝離の有無，疼痛の有無など）	O-P ①〜⑬#1同様 ⑭#2同様 ⑮患者の体動状況
T-P（ケア計画） ①症状緩和のための薬物療法の実施 ②指示に基づいた酸素療法の実施 ③安楽な体位の工夫 ④酸素消費量の軽減（他力体位変換の実施，体温管理，CCUシンドロームの予防） ⑤清潔援助	T-P ①〜⑤#1同様 ⑥患者の苦痛や不安に合わせて声をかけ，軽減を図る． ⑦休息がとれる環境調整 ⑧夫が傍にいることで安心できるため，面会の環境作り	T-P ①一時的にNPPVを外してもSpO₂の低下を認めなければ，フェイスマスクを定期的に外して圧迫を解除する． ②フェイスマスクの圧迫部にジェルパットを使用する．	T-P ①〜⑤#1同様 ⑥背部・腰部のマッサージ ⑦入眠援助（ベッド配置の工夫，医師の指示の元に睡眠導入薬を使用するなど）
E-P（指導計画） ①治療（酸素療法，安静療法）の必要性と注意事項を説明し協力を得る．	E-P ①#1同様 ②苦痛な症状など，何かあればすぐに看護師に声をかけてもらうように説明する．	E-P ①フェイスマスクによる苦痛がある場合は，自分で外さずに看護師に声をかけるよう説明する．	E-P ①#1同様

2 結 果

2病日；NPPVの継続使用とミオコール®，ペルジピン®，ハンプ®の持続点滴を継続し，収縮期血圧140 mmHg台，尿量200〜400 m*l*/2時間，呼吸回数25回/分前後，SpO₂ 100％，動脈血ガス分析PaO₂/PaCO₂＝339/37 torr, pH 7.47, BE －3.2, 胸部X線写真では，胸水は減

少し，肺うっ血所見は残存していた．治療と看護計画の実施により，非効果的なガス交換は改善し，呼吸困難なく経過していた．そのため，NPPVの設定をF1O₂ 0.7へ変更した．その後も，SpO₂ 100％を維持し，呼吸困難の出現はなし．また，37.8～38℃台の発熱を認めたため，ロセフィン®の投与が開始となった．冷罨法の実施と口腔ケアや水分制限内で口渇への対応を行い，苦痛の軽減を図った．夫が消灯時間まで付き添っていたので，疲労が蓄積していないか声をかけて，本人が入眠中は，家族待合室で休息を取れるように援助を行った．苦痛が取れ，本人からは病状についての質問があり，医師と看護師から説明を行い理解が得られた．夜間は，不眠の訴えがあったためアタラックス-P®を使用して，熟睡感を得た．

3病日以降；NPPVを外したい．鼻と顔全体が痛いなどNPPV装着による苦痛が強くなっており，必要性の説明を行い，フェイスマスク圧迫部位のジェルクッションを厚くし対応した．また，夜間，眠れない状況となったため，睡眠導入薬を使用して熟睡感が得られ，楽になったとの言動が聞かれた．以後，NPPVからフェイスマスク6 lへ変更し，その後も徐々に酸素投与量を減量した．SpO₂, PaO₂/PaCO₂の低下はなく，CCU退室時には経鼻カヌラ2 lまで酸素量を減量することができた．NPPVの使用によるスキントラブルは，予防対策により発生することなく経過できた．収縮期血圧130～150 mmHgで経過し，アダラートCR®，ブロプレス®の内服薬を開始し，ミオコール®の持続点滴は中止となった．5病日，食事を開始し，トイレまでの歩行が可能となりCCUを退室した．

■引用文献■
1) 急性心不全治療ガイドライン．2006年改訂版．

■参考文献■
2) 国立循環器病センターCCU看護部，編著．CCU看護マニュアル．大阪：メディカ出版；2001. p.75-9.
3) 第56回日本心臓病学会（2008年）ファイアサイドシンポジウム．急性心不全治療におけるPDE Ⅲ阻害薬ミルリノンの臨床使用の実際―中之島心不全カンファレンスからの報告（4）．ライフサイエンス出版 Therapeutic Research. vol.29, R1 2008 p.3, 4, 17.
4) 医療情報科学研究所．病気がみえる vol.2. 循環器．第2版．東京：メディックメディア；2008. p.10, 25, 34, 58.
5) Heart & Wellness. No.21. エム・イー・タイムス．2007. p.1-3.
6) 種池 学，安村良男．心不全に対する抗アルドステロン薬の大規模試験．呼吸と循環．2005; 53 (12): 1235-40.

〈山下美由紀〉

5 重症不整脈

　心臓は，酸素化された血液を全身に送るポンプの役割をはたしており，絶え間なく収縮と拡張を繰り返している．この収縮と拡張が規則的に行われない状態を不整脈という．この不整脈には，症状もなく治療の必要がないものや，数分で死に至る重篤なものまでさまざまなものがあるが，不整脈が問題となるのは，不整脈の出現が心臓のポンプ機能，すなわち循環動態に与える影響である．

　したがって，心電図モニターを監視している看護師は，それらを正確に判断して，的確な対処をする役割が求められる．ここでは，重症不整脈の薬物治療や侵襲的治療における看護について述べる．

A　不整脈の種類

　不整脈の分類方法を表5-1に示す．これは刺激の生成異常によるものと刺激の伝導異常によるもので分類したものである．その他の分類として，徐脈性不整脈，頻脈性不整脈などのように，心拍数による分類方法もある．

　これらの不整脈のなかで，重症不整脈とは，循環動態に重篤な影響を及ぼし，生命の危機的状態に陥る可能性のあるものであり，徐脈性不整脈であるⅢ度（完全）房室ブロック complete A-V block や洞停止 sinus arrest，頻脈性不整脈では，心室性頻拍 ventricular tachycardia（VT）および心室細動 ventricular fibrillation（VF）などをいう．また，高度房室ブロック advanced A-V block も重症不整脈として位置づけられている．

B　重症不整脈の特徴

　それぞれの不整脈の心電図とその特徴を述べる．

1　高度房室ブロック advanced A-V block

　Ⅱ度房室ブロックにおいて伝導比が2：1より悪い状態を高度房室ブロックとよぶ．Ⅱ度房室ブロックには，ウェンケバッハ型（図5-1）とモービッツⅡ型（図5-2）の2種類がある．ウェンケバッハ型とは，PQ間隔が1拍ごとに徐々に延長して，ついにはQRSが脱落するも

表 5-1 不整脈の分類

刺激生成異常	洞結節		洞性頻拍 洞性徐脈 洞性不整脈 洞停止	刺激伝導異常	洞房	II度の洞房ブロック
	異所性	能動的			房室	I度房室ブロック
			心房性	心房性期外収縮 心房性頻拍 心房粗動 心房細動		II度房室ブロック 　ウェンケバッハ型 　モービッツII型
			房室接合部	房室接合部性期外収縮 房室接合部性頻拍		III度房室ブロック
			心室性	心室性期外収縮 心室性頻拍 心室細動	心室内	脚ブロック 　右脚ブロック 　左脚ブロック 　左脚前枝ヘミブロック 　左脚後枝ヘミブロック 　二枝ブロック 　三枝ブロック
		受動的	補充収縮	房室接合部性補充収縮 心室性補充収縮		心室内ブロック
			補充調律	房室接合部性補充調律 心室性補充調律(心室固有調律)		特殊な伝導路伝導 　WPW症候群 　LGL症候群

洞結節から刺激は出ているが，房室結節からヒス束への刺激伝導が，徐々に遅延し，ついには途切れてしまう

PQ間隔が徐々に延長　　QRS脱落

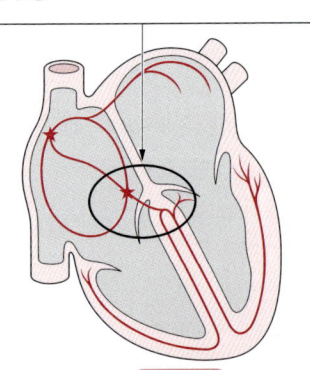

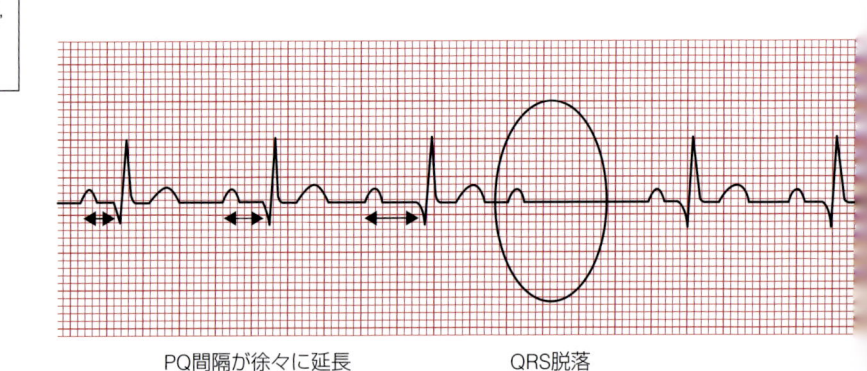

図 5-1 II度房室ブロックウェンケバッハ型

のであり，モービッツII型は，PQ間隔は一定であるが，突然QRSが脱落するものである．
II度の房室ブロックでは，P波の数とQRSの数で伝導比を表しており，2：1房室ブロックとは，2つのP波に対してQRSが1つしか出現しておらず，それより伝導比が悪いブロックとは，3つ以上のP波に対してQRSが1つしか出現しない場合などである．

表5-2に，伝導比の種類とその心電図の特徴を述べる．

洞結節から刺激は出ているが，房室結節からヒス束への刺激伝導が，突然途切れてしまう

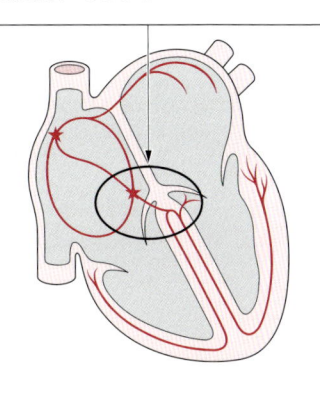

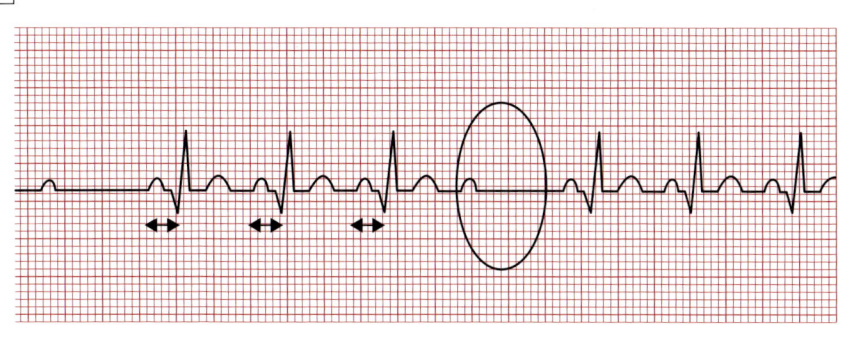

PQ間隔は一定　　　　突然QRS脱落

図 5-2　Ⅱ度房室ブロックモービッツⅡ型

2　Ⅲ度房室ブロック

　刺激伝導系の伝導障害により，心房興奮がまったく心室に伝わらない状態をⅢ度房室ブロックまたは，完全房室ブロックとよぶ．心電図の特徴は，P 波と QRS がまったく関係なく，それぞれの調律で出現している．

　伝導障害が，ヒス束以上の部位で起きている場合は，心室の興奮を起こしている下位中枢は，ヒス束もしくは房室接合部となるため，QRS の幅は正常であり，心拍数は房室接合部の調律である 40〜50 回/分となる（図 5-3）．

　伝導障害が，ヒス束の分岐部以下にある場合は，心室の興奮を起こす下位中枢は，左脚または右脚，または心室筋となるため，QRS の幅は広く変形し，心拍数は心室の調律である 40 回/分以下となる（図 5-4）．

3　洞停止

　洞停止とは，洞機能不全症候群 sick sinus syndrome（SSS）に含まれる不整脈で，洞結節からの刺激が一時的に停止した状態をいい，P 波とそれに続く QRS がなく心臓が収縮を行わない休止期がある（図 5-5）．

　休止期が短く房室接合部性補充調律を伴わないものや，休止期は長いが補充調律を伴うもの，休止期が長いにもかかわらず補充調律がなく，意識消失を生じる危険性のあるものなどがある．

　鑑別が必要な不整脈には，洞房ブロックがある（図 5-6）．洞房ブロックとは，洞結節から刺激が出ているが，心房に刺激が伝わらず心房収縮が起こらない，つまり P 波が出現しない状態である．洞停止との鑑別方法は，休止期間をはさむ PP 間隔が，基本調律の PP 間隔の整数倍であるか否かである（表 5-3）．

表 5-2　Ⅱ度房室ブロックにおける伝導比とその心電図

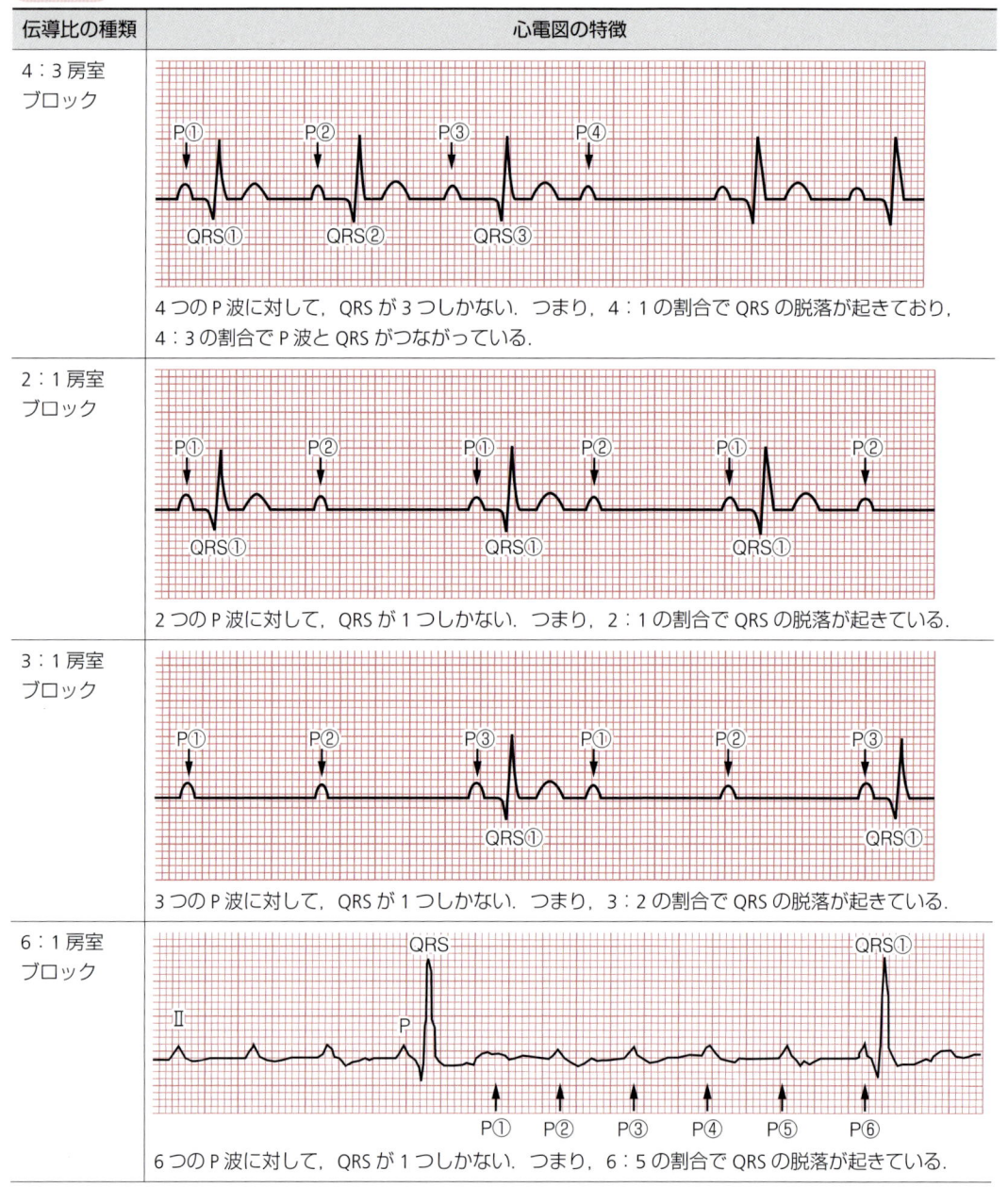

伝導比の種類	心電図の特徴
4：3房室ブロック	4つのP波に対して，QRSが3つしかない．つまり，4：1の割合でQRSの脱落が起きており，4：3の割合でP波とQRSがつながっている．
2：1房室ブロック	2つのP波に対して，QRSが1つしかない．つまり，2：1の割合でQRSの脱落が起きている．
3：1房室ブロック	3つのP波に対して，QRSが1つしかない．つまり，3：2の割合でQRSの脱落が起きている．
6：1房室ブロック	6つのP波に対して，QRSが1つしかない．つまり，6：5の割合でQRSの脱落が起きている．

4　心室性頻拍（VT）

　心室性頻拍とは，心室に発生する異所性興奮により，心室性期外収縮様の波形が連続して起こるもので，発作性，非発作性，2方向型などの種類がある．

　心電図の特徴は，QRSは心室性期外収縮と同様に幅広く変形しており，QRSとST-Tは区別しにくいが，QRSとST-Tは互いに逆方向を向いている．P波とQRSの関連性はなく，

心房から心室への伝導障害がヒス束より上位で起きている場合

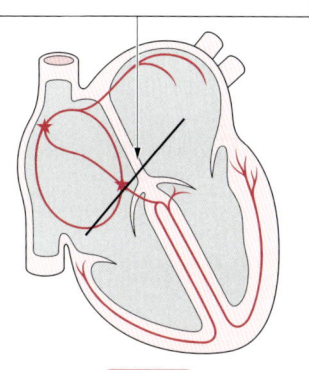

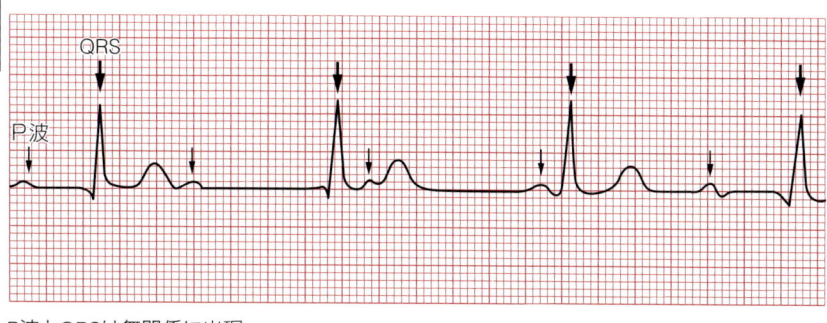

QRS
P波

P波とQRSは無関係に出現
PP間隔とRR間隔は一定
房室間の伝導障害がヒス束より上位のため、QRSの幅は広くない

図 5-3 完全房室ブロック

心房から心室への伝導障害がヒス束の分岐部以下で起きている場合

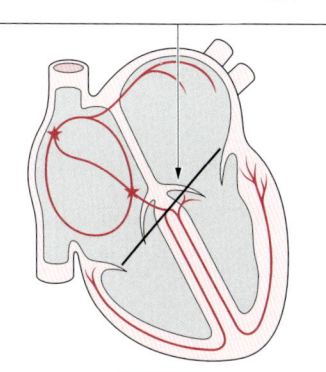

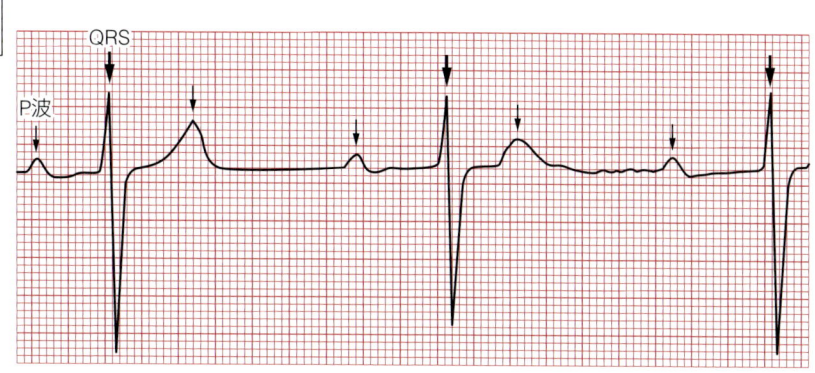

QRS
P波

心室の興奮を起こす下位中枢は、左脚または右脚、または心室筋のためQRSは幅広い

図 5-4 完全房室ブロック

　P波はQRSに隠れてみえないことが多い．R-R間隔はほぼ一定であり，脚ブロック，心室内変行伝導，およびWPW症候群を伴う上室性頻拍との鑑別は困難である．

a．発作性心室性頻拍

　心室の1カ所から異所性刺激が発生し，心室性期外収縮と同様の変形した幅広いQRSが，発作性に連続して出現している状態をいい，3連発以上でVTとよばれる．上向きの波形（図5-7）と下向きの波形（図5-8）がある．

　さらに，30秒以上持続するものを持続性心室性頻拍（sustained VT）とよび，30秒以内に自然に治まるものを非持続性心室性頻拍（nonsustained VT）とよぶ．nonsustained VTのなかでも数個の連続の場合は，short run型とよぶ（図5-9）．高度な徐脈のために出現する場合もあるが，R on T型のPVCの出現のあとに生じている場合（図5-10）は，VFなどの致死的不整脈に移行する危険性が高い．

§5．重症不整脈 | 111

洞結節から刺激が出ないため心房収縮が起こらない

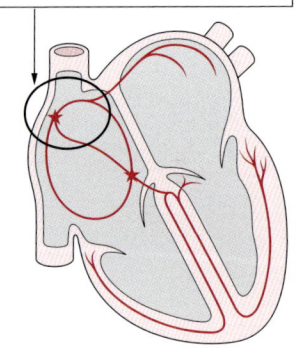

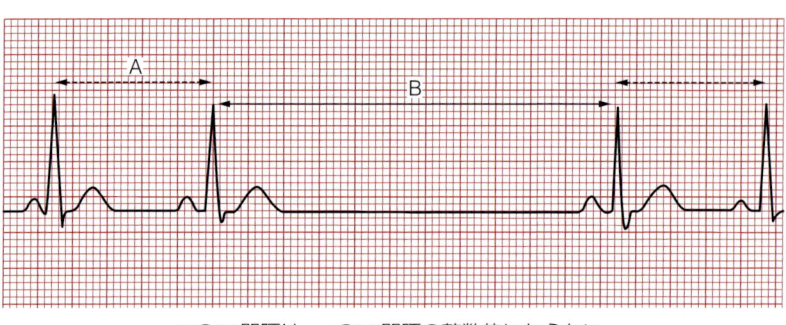

BのPP間隔は，AのPP間隔の整数倍にならない

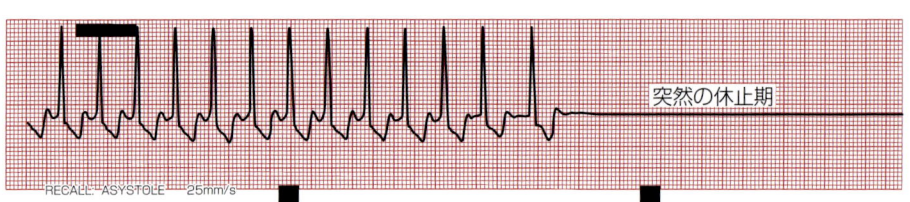

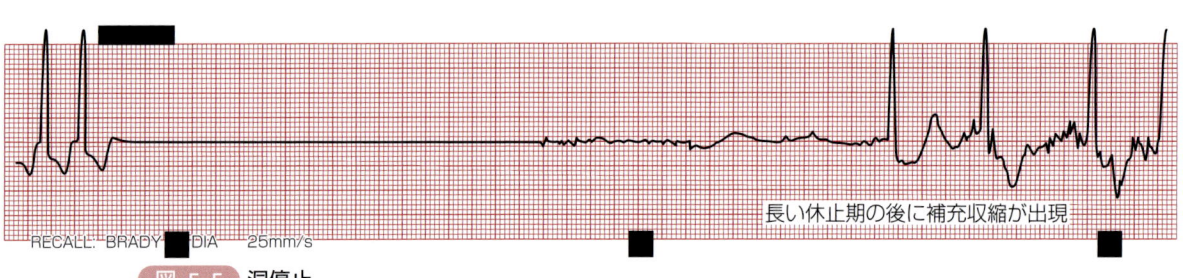

突然の休止期

長い休止期の後に補充収縮が出現

図 5-5 洞停止

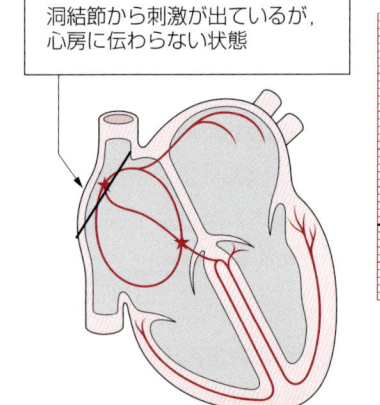

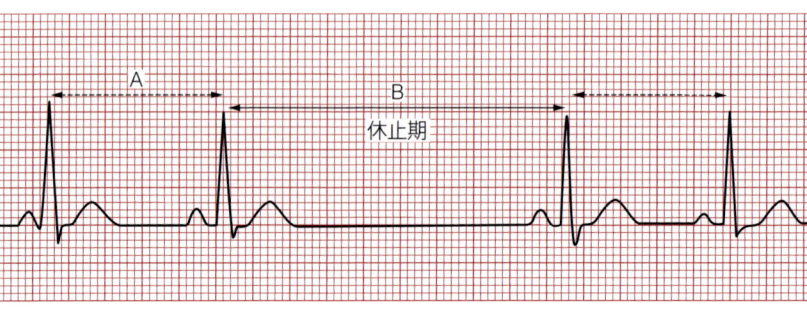

洞結節から刺激が出ているが，心房に伝わらない状態

休止期

BのPP間隔は，AのPP間隔の整数倍

図 5-6 洞房ブロック

§5．重症不整脈

表 5-3　洞停止と洞房ブロックの鑑別

洞停止	洞結節の刺激発生 （−） ↓ 心房収縮（−）	休止期のあとの洞結節からの刺激は，突然に起こるため，休止期を挟むPP間隔は，その前後の基本調律のPP間隔の整数倍にならない．	洞停止 洞結節の刺激生成が止まっている
洞房ブロック	洞結節の刺激発生 （＋） ↓ 心房へ刺激が伝わらないため，心房収縮（−）	洞結節からの刺激は，常に一定に出ているため，休止期を挟むPP間隔は，その前後の基本調律のPP間隔の整数倍となる．	洞房ブロック

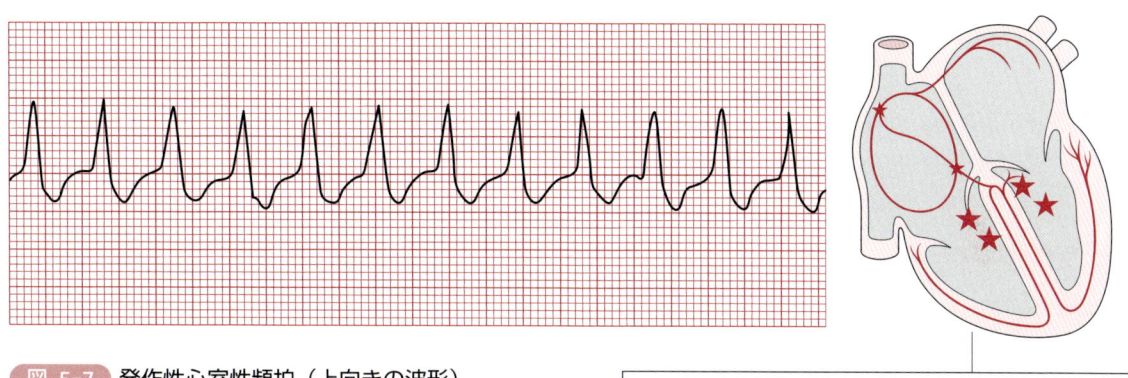

図 5-7　発作性心室性頻拍（上向きの波形）

刺激の発生部位が，心室の上の方にあり，発生した刺激が，プルキンエ線維を通常どおり伝わるため，心室の収縮波形は，上向きの波形となる

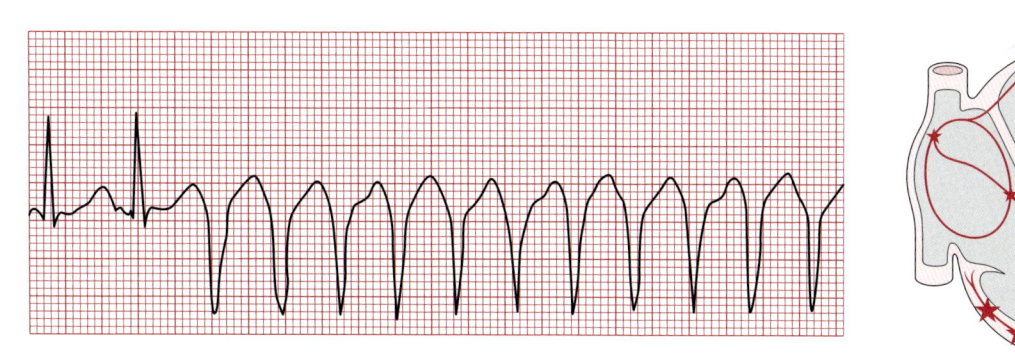

図 5-8　発作性心室性頻拍（下向きの波形）

刺激の発生部位が，心室の下の方のため，発生した刺激が，プルキンエ線維を逆行して伝わるため，心室の収縮波形は，下向きの波形となる

§5．重症不整脈

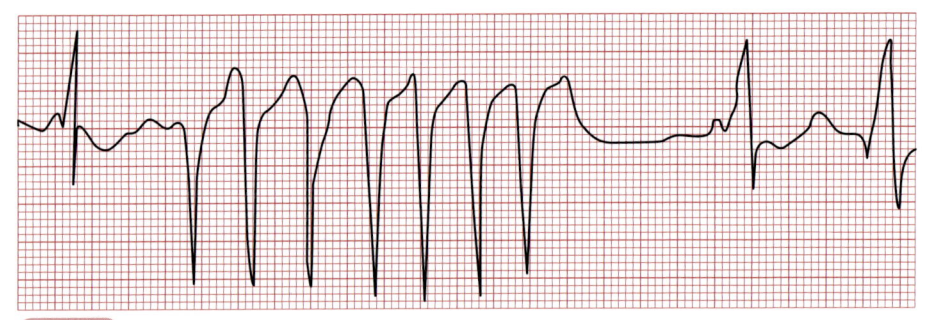

図 5-9 short run 型

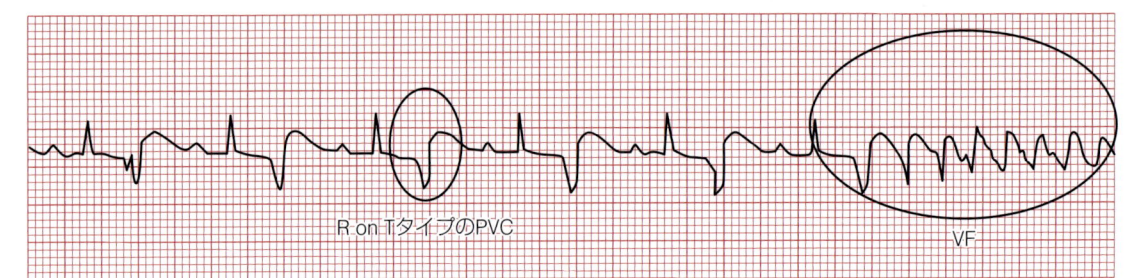

図 5-10 RonT 型の PVC の後に出現した VT
(R on TタイプのPVC / VF)

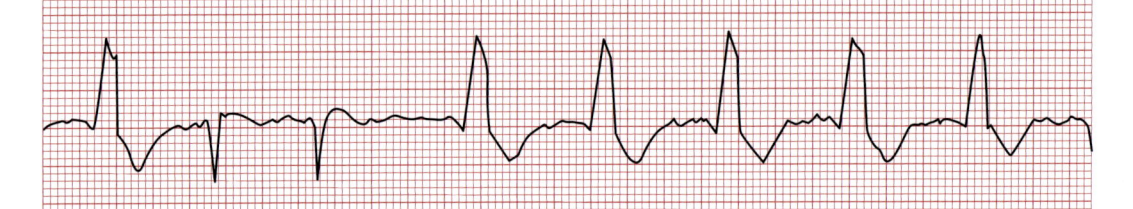

図 5-11 非発作性心室性頻拍（頻拍型心室固有調律）

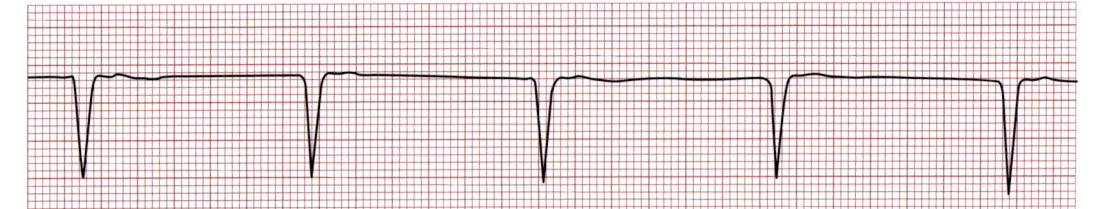

図 5-12 心室固有調律

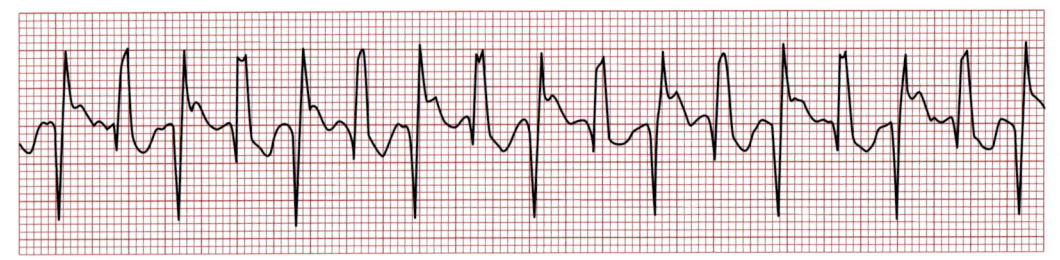

図 5-13 2 方向型心室性頻拍

§5．重症不整脈

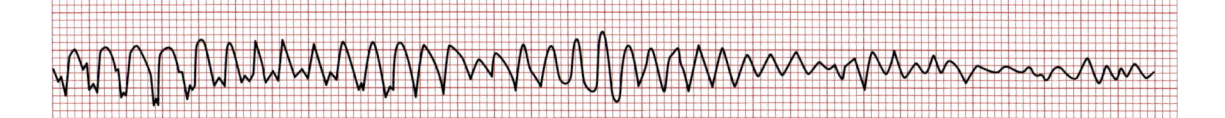

P波やQRSの区別のつかない不規則な波が連続して起きている

図 5-14 心室細動

QRS軸がねじれるように変化している

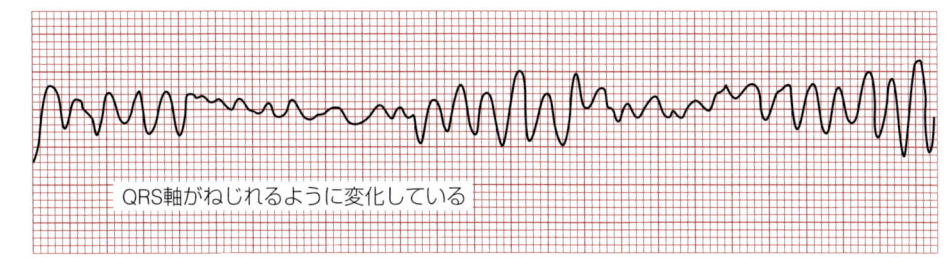

図 5-15 torsades de pointes

b．非発作性心室性頻拍（頻拍型心室固有調律）

心室の異所性興奮が高まるなどして，心室の下位中枢から連続して刺激が出現し，その頻度が60回/分以上のものを非発作性心室性頻拍とよぶ（図5-11）．本来の心室固有の刺激発生頻度は40回/分以下であるため，頻拍型心室固有調律ともよばれる．しかし，発作性心室性頻拍と比較すると心拍数が少ないため，徐拍性心室頻拍（slow VT）ともよばれる．一方，心拍数が30〜40回/分の場合は，心室固有調律 idio-ventricular rhythm とよんで区別している（図5-12）．

c．二方向型心室性頻拍

QRSの波形が上向きのものと下向きのものが交互に出現し，頻拍のものを2方向型心室性頻拍とよぶ（図5-13）．

5 心室細動

心室細動とは，心室内の至るところで異所性刺激が発生し，繰り返し早い周期で興奮することにより，心室の部分的収縮が持続的に起こっている状態を心室細動という．心室細動は一部が部分的に不規則に収縮しており，小刻みにゆれているような状態であり，有効な心拍出量はなく，そのためほぼ心停止の状態となる．

心電図は，P波，QRSなどの区別はまったくできず，不規則な波が連続している（図5-14）．
*torsades de pointes；TdP（図5-15）

心室性頻拍のなかには，QRS波形が変化する多形成心室頻拍という種類があるが，多形成

§5．重症不整脈　115

心室頻拍のなかでも QRS 軸が時間とともにねじれるように変化する torsades de pointes は，一過性の VF ともよばれ，VF と同様に扱われ，非常に危険な不整脈である．

C 重症不整脈出現時の対処法と看護のポイント

重症不整脈は，いずれの場合でも循環動態に重篤な影響を及ぼすものであるが，その特徴により対処法が異なる．いずれにしても，不整脈発見時の循環不全の兆候と症状を迅速にアセスメントし，循環不全に対する適切な初期治療を行った後に，不整脈毎の治療が必要となる．重症不整脈を徐脈性不整脈と頻脈性不整脈に分け，それぞれの出現時の対処法と看護のポイントを述べる．

1 徐脈性不整脈

Ⅲ度房室ブロックや高度房室ブロックの場合，緊急で一時的ペースメーカーを挿入する．循環不全症状がある場合やショック状態のような場合には，一時的ペースメーカーの挿入までに，経皮的ペーシングを施行する場合もある．洞停止による長い休止期があり，めまいや意識消失がある場合にも一時的ペースメーカーの適応となるが，症状がないか，または一時的な迷走神経緊張などによる洞停止の場合には，経過観察となる．Ⅱ度房室ブロックの場合，ウェンケバッハ型は経過観察となることが多いが，モービッツ型のⅡ度房室ブロックが心筋梗塞に伴っておきている場合は循環不全がなくても，一時的ペースメーカーの適応となる．また，徐脈に対して硫酸アトロピンを投与したり，血圧が低い場合にはノルエピネフリンや強心薬などを投与する場合もある．

徐脈性不整脈を発見した場合，モニター記録を残しながら，すぐに患者の状態観察を行い，薬物療法やその他の治療に対する介助を迅速に行う（図 5-16）．

a．呼吸，循環などの全身状態の観察と対応

意識レベル，自覚症状，バイタルサイン，末梢循環，呼吸状態などの観察を迅速に行う．意識レベルが弱く，循環不全症状がある場合には，医師に緊急で連絡するとともに，スタッフを集め，挿管，ペーシングなどの治療が迅速にできるように，救急カートや包交車などを用意する．意識レベルがある場合には，症状に伴う死への不安や恐怖心を緩和するような援助を行う．

b．薬物療法への対応

一時的ペースメーカーの挿入までに，心拍数を増加させて心拍出量を増加させるため，硫酸アトロピンを投与したり，ノルエピネフリンの投与により，昇圧を行う場合があるので，救急薬品を準備しておく．投与前後でバイタルサインの確認を行う．

c．迅速な一時的ペースメーカー挿入の準備と介助

挿入部位を確認し，術野の準備と必要物品の準備を行う．

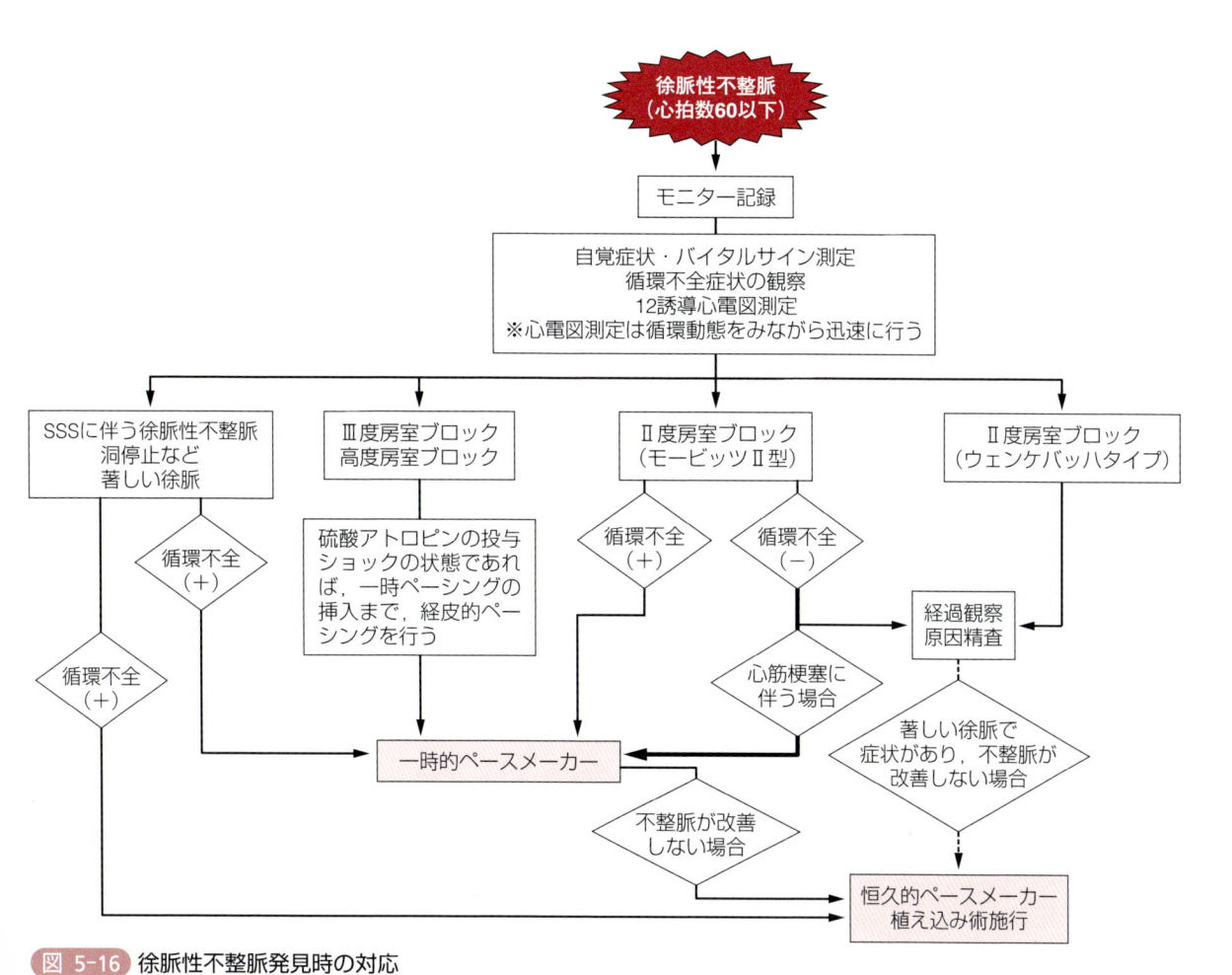

図 5-16 徐脈性不整脈発見時の対応

2　頻脈性不整脈

　徐脈性不整脈の場合，休止期が長い洞停止では意識消失がみられるが，心肺停止状態になることは少ない．しかし，頻脈性不整脈では，まったく心拍出量がなく心肺停止状態となる場合がある．意識もなく脈も触れない場合には，緊急でカウンターショックを実施する．意識がある場合には，自覚症状や循環不全の状態に応じて薬理学的な除細動を行うか，電気的除細動を実施する．
　頻脈性不整脈を発見した場合，モニター記録を行いながら，迅速に患者の状態を観察する（図 5-17）．

a．呼吸，循環などの全身状態の観察と対応

　まず，一次蘇生法の手順に従って呼吸と循環の状態を確認する．呼吸も脈も触れず意識もない場合には，ただちに心臓マッサージを開始し，人をよび集める．
　意識はあるが低下しており，呼吸も脈も弱い場合には，医師へ報告するとともに，急変に対応できるよう救急カートなどの準備を行う．血圧を測定し，末梢循環不全の状態などを観

§5．重症不整脈

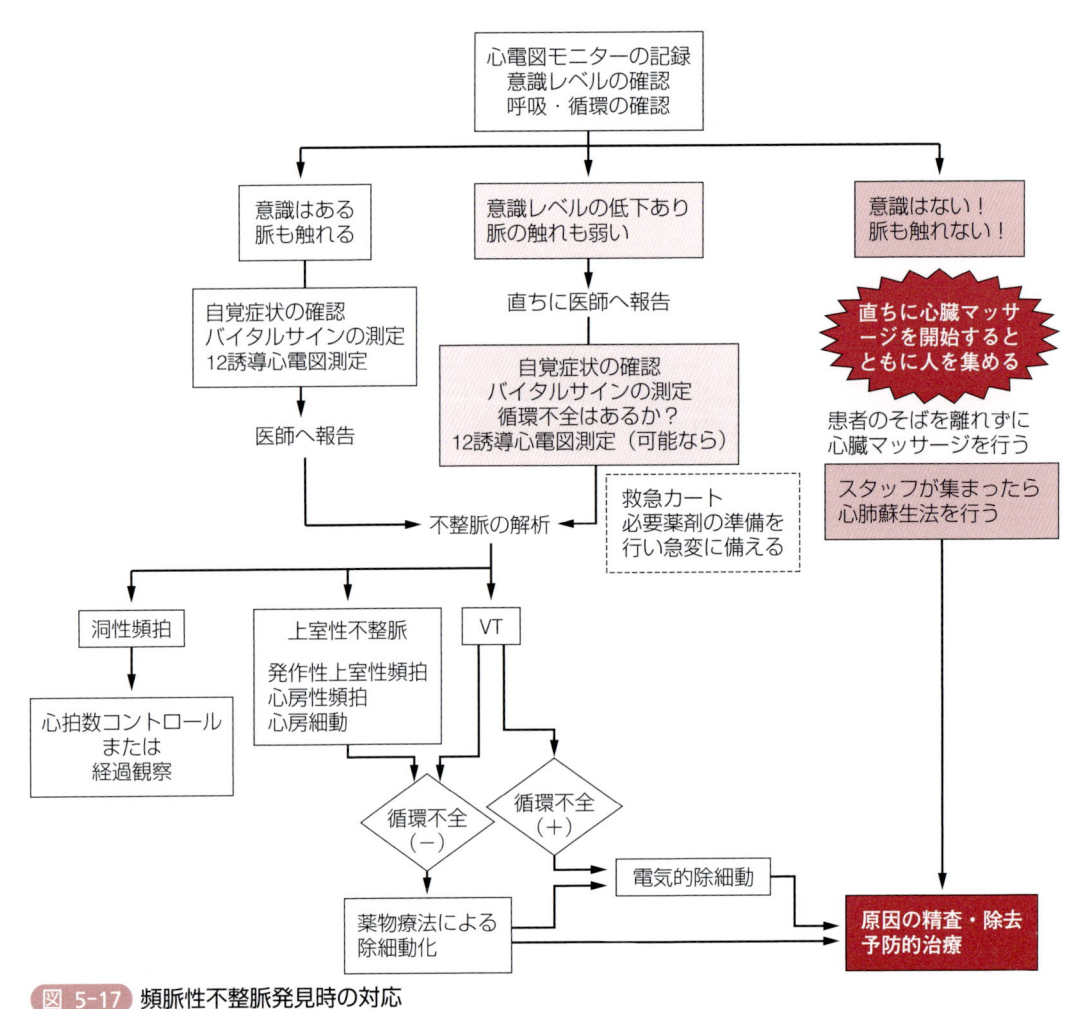

図 5-17 頻脈性不整脈発見時の対応

察して，12誘導心電図測定を迅速に行う．心不全兆候がある場合には，水平仰臥位にすると心不全を助長する可能性があるので，ベッドアップした状態で測定する．血圧が低くプレショック状態になっている場合は，下肢を挙上し，医師の到着を待って心電図測定を行う．

　意識があり，呼吸も脈もある場合には，バイタルサイン，自覚症状などを観察し，12誘導心電図を測定する．状態を医師へ報告し，薬物療法の準備や電気的除細動の準備を行う．循環不全がなくても強い自覚症状があれば，死への不安や恐怖心が起きるため，緩和するような援助を行う．

b．薬物療法への対応

　表5-4に，不整脈治療に関するガイドライン（JCS2004）における循環動態が安定している持続性心室頻拍の薬物療法について示す．このガイドラインでは基礎疾患がある場合とない場合，ない場合には，心室頻拍の種類を，右脚ブロック right bundle branch block（RBBB）に左軸偏位 left axis deviation（LAD）を合併した心室頻拍，左脚ブロック left bundle branch block（LBBB）に右軸偏位 right axis deviation（RAD）を合併した心室頻拍，その他の3種

表 5-4 持続性心室頻拍停止のための薬物療法

	基礎心疾患			
	なし（突発性）			あり/不明
	RBBB＋LAD 型	LBBB＋RAD 型	その他	
第1選択薬	ベラパミル ジルチアゼム	ATP 剤 β遮断薬	プロカインアミド リドカイン ジソピラミド メキシレチン アプリンジン シベンゾリン フレカナイド ピルジカイニド	リドカイン プロカインアミド ニフェカラント
第2選択薬	プロカインアミド ジソピラミド ピルジカイニド	ベラパミル ジルチアゼム	ニフェカラント	ジソピラミド ピルジカイニド アプリンジン
第3選択薬	リドカイン メキシレチン	プロカインアミド ジソピラミド ピルジカイニド		

（不整脈治療に関するガイドライン（JCS2004） p.1068 図6を参考に作成）

類に分けて，第1選択薬と第2選択薬を推奨している．持続性心室頻拍で使用される薬剤を理解しておくことが必要であるが，いずれの薬剤も血圧低下をきたすものが多く，その結果心拍出量低下を助長する可能性があるため，使用前後のバイタルサインや循環不全症状をよく観察することが必要である．この治療でも無効か再発する場合には，電気的除細動を行うこととなる．

c．電気的除細動の対応

意識がある場合には麻酔薬を使用して行うが，麻酔の導入により，呼吸状態が悪化する可能性があるため，呼吸状態の観察を行い，緊急時には迅速に気管内挿管ができるように準備しておく．

おわりに

CCU に入室している患者は何らかの基礎心疾患をもっており，循環動態が不安定な状態にある．その状態に発生した不整脈はさらなる循環動態の悪化を招く可能性があり，基礎疾患がない場合には経過観察となるような不整脈でも，早急な対応が必要となる場合がある．したがって，CCU の看護師には，不整脈を判別するための知識も必要であるが，基礎心疾患における病態を把握し，不整脈が循環動態にどんな影響を及ぼしているかということをアセスメントして，的確な対応をすることが求められる．

■文献■
1) 不整脈薬物治療に関するガイドライン. Guidelines for Drug Treatment of Arrhythmias (JCS 2004). p. 1068-70.

〈三浦稚郁子〉

索引

あ行

アスピリン	42
アテローム性粥腫	36
アムロジピン	42
アンジオテンシンⅡ受容体拮抗薬	101
アンジオテンシン変換酵素阻害薬	101
亜急性心筋梗塞	15
安静時狭心症	36
安定狭心症	36
胃大網動脈	57
異型狭心症	36
異常Q波	22
1回拍出量	87
ウェンケバッハ型	107
うっ血	84
右冠動脈	9, 10
右脚	12
右室梗塞	20, 25
右内胸動脈	57
塩酸ヒドロキシジン	98
塩酸モルヒネ	98

か行

カルシウム拮抗薬	42
カルペリチド	98
カンレノ酸カリウム	99
仮性動脈瘤	77, 78
解離腔	66
解離性大動脈瘤	77, 78
合併症	69
冠拡張薬	42
冠動脈	9
CT	39
解離	51
穿孔	51
造影	25, 47
バイパス術	55
冠れん縮性狭心症	36
貫壁性梗塞	17
ギャロップ音	90
起座呼吸	103
器質的心疾患	86
偽腔	66
急性冠症候群	9
初期治療アルゴリズム	13
急性冠閉塞	51
急性呼吸性アシドーシス	92
急性心筋炎	26
急性心筋梗塞	9, 15
急性心膜炎	26
急性肺塞栓	25
胸水貯留	90, 103
胸部大動脈瘤	77
鏡像変化	16
クレアチニンキナーゼ	23
クロピドグレル	42
グラフト血管	56
経口抗凝固薬	43
経皮的冠インターベーション	28
経皮的冠動脈形成術	47
経皮的心肺補助装置	100
血栓吸引術	48
血栓溶解療法	28
結節間伝導路	11
嫌気性代謝	91
呼吸困難	89
呼吸性アルカローシス	91
抗アルドステロン薬	101
抗狭心症薬	42
抗血小板薬	42
後負荷	87
高回転式粥腫切除術	48
高度房室ブロック	107

さ行

左回旋枝	9, 11
左冠動脈	9
左脚	12
左室拡張末期圧	87
左室拡張末期容量	87
左室駆出率	24, 55, 88
左室自由壁破裂	20
左室造影	47
左心室内径短縮率	88
左前下行枝	9, 11
左内胸動脈	57
再入孔部	66
再灌流療法	27
Ⅲ度（完全）房室ブロック	107
Ⅲ度房室ブロック	109
ジゴシン	99
ジルチアゼム	42
刺激伝導系	9, 11
持続性心室性頻拍	111
周術期心筋梗塞	58
12誘導心電図	16
重症不整脈	29
粥腫	12
徐拍性心室頻拍	115
硝酸イソソルビド	42, 98
硝酸薬	42
心機能規定因子	87
心胸郭比	90
心筋収縮力	88
心筋トロポニンT	23
心筋破裂	20, 24
心係数	93
心原性ショック	20, 29
心室固有筋	12
心室固有調律	115
心室細動	107, 115
心室性頻拍	107, 110
心室中隔穿孔	20
心室瘤	21, 24
心臓神経症	38
心臓のポンプ機能	84
心電図	12, 22
心嚢液貯留	24
心破裂	29
心拍出量	87
心拍動下冠動脈バイパス術	55
心不全	19, 29
心膜炎	21
心膜摩擦音	21
真腔	66

真性動脈瘤	77, 78
スティーブンソン分類	85
ステント血栓症	51
ステント留置術	48
スパスム	35
全身血管抵抗	87
全身血管抵抗係数	87
前負荷	87
僧帽弁乳頭筋・腱索断裂	20
側枝閉塞	51

た行

大動脈解離	25, 66
大動脈造影	47
大動脈内バルーンパンピング	100
大伏在静脈	57
代謝性アシドーシス	92
断続性ラ音	89
チクロピジン	42
陳旧性心筋梗塞	15
低心拍出量症候群	58
ドーパミン	99
ドブタミン	99
橈骨動脈	57
洞機能不全症候群	109
洞結節	11
洞停止	107, 109
洞房ブロック	109, 113

な行

内胸動脈	57
Ⅱ度房室ブロック	107
ニコランジル	42
ニトログリセリン	27, 42, 98
ニフェジピン	42
二方向型心室性頻拍	115
ノルエピネフリン	99

は行

播種性血管内凝固症候群	79
肺うっ血	89
肺うっ血所見	90, 103
肺循環系	84
肺動脈圧	92
肺動脈楔入圧	87, 93
ヒス束	12
非貫壁性梗塞	17

非効果的なガス交換	104
非持続性心室性頻拍	111
非発作性心室性頻拍	115
頻拍型心室固有調律	115
フロセミド	99
プラーク	12, 37
プルキンエ線維	11
プロプラノロール	42
不安定狭心症	9, 36
腹部大動脈瘤	77
ヘパリンナトリウム	43
ベラパミル	42
壁運動異常	24
ホスホジエステラーゼ阻害薬	100
方向性冠動脈粥腫切除術	48
房室結節	11

ま行

末梢循環不全	89
ミラーイメージ	16, 17
ミルリノン	100
モービッツⅡ型	107

や行

薬剤溶出性ステント術	48
有茎グラフト	57

ら行

れん縮	35
連続性ラ音	89
ロータブレータ	43, 48
労作性狭心症	36

わ

ワルファリン	43

欧文

abdominal aortic aneurysm rupture (AAA rupture)	77
ACE 阻害薬	101
active coagulation time (ACT)	64
acute coronary syndrome (ACS)	9, 13
acute myocardial infarction (AMI)	9, 15
advanced A-V block	107

after load	87
aortic dissection (AD)	66
aortography (AOG)	47
ARB	101
asynergy	24
β遮断薬	42, 100
bare metal stent (BMS)	48
blowout type	20
BNP	92
Braunwald 分類	37
cardiac output (CO)	84, 87
CCS (Canadian Cardiovascular Society)	36
CCS 分類	36
CI	93
CK	23
CK-MB	23
coarse crackles	89
complete A-V block	107
contractility	88
coronary angiography (CAG)	47
coronary artery bypass grafting (CABG)	55
CTR	90
DeBakey 分類	67
directional coronary atherectomy (DCA)	43, 48
disseminated intravascular coagulation syndrome (DIC)	79
drug eluting stent (DES)	43, 48
echo free space	24
ejection fraction (EF)	55
endarterectomy (EA)	58
entry	66
Forrester 分類	85
free graft	57
friction rub	21
gallop 音	90
gastroepiploic artery (GEA)	57
idio-ventricular rhythm	115
internal thoracic artery (ITA)	57
intra-aortic balloon pumping (IABP)	100

Kerley line	91	on-pump CABG	56	sick sinus syndrome（SSS）	109
Killip 分類	19	onlay patch 法	58	sinus arrest	107
left anterior descending（LAD）		oozing type	20	slow flow	51
	9,11,57	PCWP	87,93	slow VT	115
left circumflex（LCX）	9,11	PDE 阻害薬	100	spasm	35
left coronary artery（LCA）	9	percutaneous cardio pulmonary		ST-T 変化	22
left internal thoracic artery		support（PCPS）	100	Stanford 分類	67
（LITA）	57	percutaneous coronary		STEMI（ST elevation	
left main trunk（LMT）	9	intervention（PCI）	28,47	myocardial infarction）	14
left ventricular ejection		perioperative myocardial		stroke volume（SV）	87
fraction（LVEF）	24,88	infarction（PMI）	58	ST 上昇型心筋梗塞	14
left ventriculogram（LVG）	47	plain old balloon angioplasty		ST 非上昇型心筋梗塞	14
long onlay patch grafting	58	（POBA）	43,48	sustained VT	111
low output syndrome		preload	87	SVR	87
（LOS）	58	pulmonary arterial pressure		SVRI	87
LVEDP	87	（PAP）	92	TIMI 分類	28
LVEDV	87	Q 波梗塞	17	torsades de pointes（TdP）	115
LVFS	88	R on T 型	111	unstable angina pectoris	
no reflow	51	radial artery（RA）	57	（U-AP）	9,14
nonsustained VT	111	re-entry	66	ventricular fibrillation（VF）	
NSTEMI（non ST elevation		recent myocardial infarction			107
myocardial infarction）	14	（RMI）	15	ventricular tachycardia（VT）	
NYHA（New York Heart		right coronary artery（RCA）			107,110
Association）心機能分類	85		9,10	VSP	20
off-pump CABG	55,56	right internal thoracic artery		wheeze	89
old myocardial infarction		（RITA）	57		
（OMI）	15	saphenous vein（SV）	57		

CCU エキスパート看護マニュアル
Part 1. 急性期治療と看護　　　ⓒ

発　行	2011年6月15日　　　初版1刷

編著者　三浦稚郁子

発行者　株式会社　中外医学社
　　　　代表取締役　青木　滋

〒162-0805　東京都新宿区矢来町62
　　電　話　03-3268-2701（代）
　　振替口座　00190-1-98814番

印刷・製本／三報社印刷（株）　　　〈MM・YT〉
ISBN 978-4-498-07582-5　　　　Printed in Japan

JCOPY ＜（社）出版者著作権管理機構　委託出版物＞
本書の無断複写は著作権法上での例外を除き禁じられています．
複写される場合は，そのつど事前に，（社）出版者著作権管理機構
（電話 03-3513-6969, FAX03-3513-6979, e-mail: info@jcopy.or.jp）
の許諾を得てください．